ARDOUIN-DUMAZET

ᵉⁿCIEN SOUS-OFFICIER DU CORPS-FRANC DES VOSGES

LE

OLONEL BOURRAS

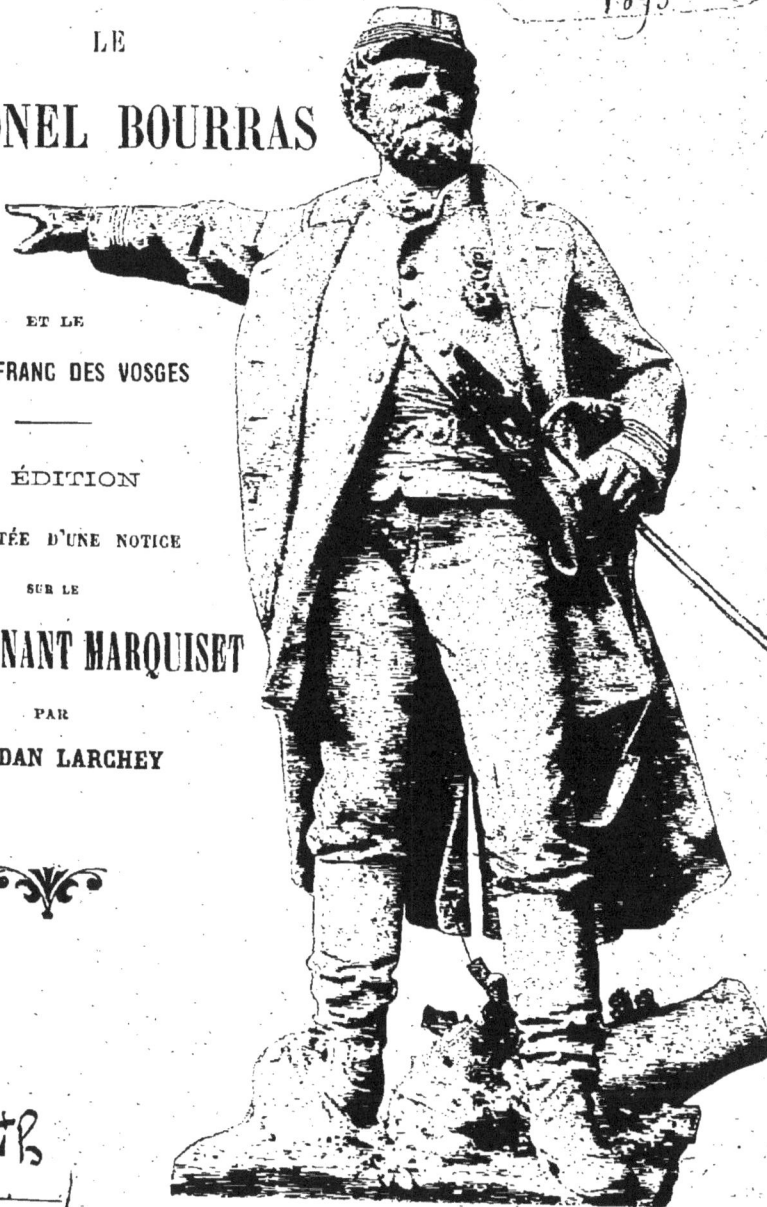

ET LE

CORPS FRANC DES VOSGES

2ᵉ ÉDITION

AUGMENTÉE D'UNE NOTICE

SUR LE

EUTENANT MARQUISET

PAR

LORÉDAN LARCHEY

ᴸᴵᴮᴿᴬIRIE MILITAIRE BERGER-LEVRAULT ET Cⁱᵉ

PARIS, 5, rue des Beaux-Arts. — Même maison à NANCY

1893

LE COLONEL BOURRAS

NANCY, IMPRIMERIE BERGER-LEVRAULT ET Cie

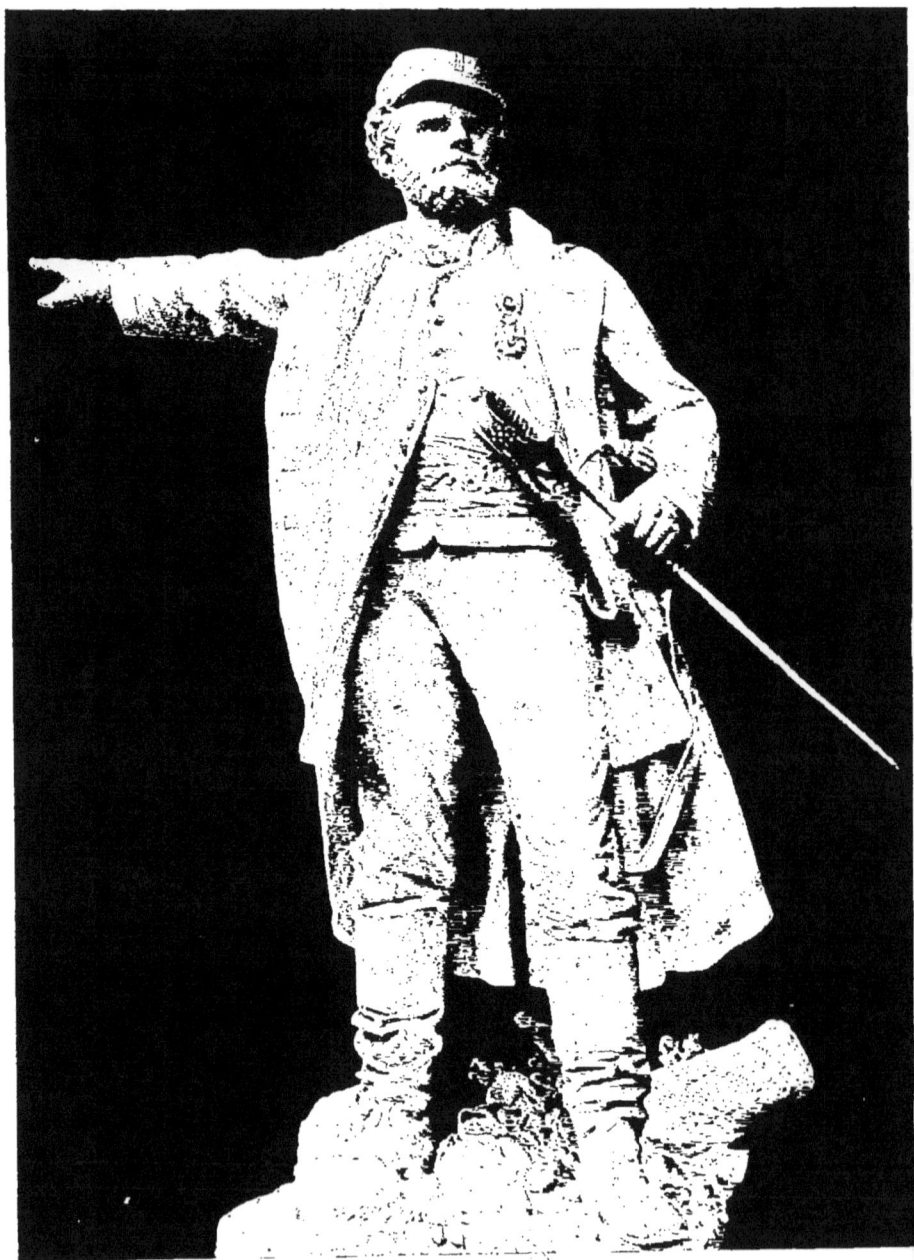

COLONEL BOURRAS

COMMANDANT LE CORPS FRANC DES VOSGES (1870-1871)

ARDOUIN-DUMAZET

ANCIEN SOUS-OFFICIER DU CORPS-FRANC DES VOSGES

LE COLONEL BOURRAS

ET LE

CORPS FRANC DES VOSGES

2e ÉDITION

AUGMENTÉE D'UNE NOTICE SUR

LE LIEUTENANT MARQUISET

Par LORÉDAN LARCHEY

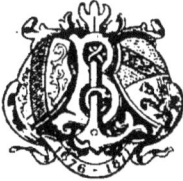

LIBRAIRIE MILITAIRE BERGER-LEVRAULT ET Cie

PARIS	NANCY
5, RUE DES BEAUX-ARTS	18, RUE DES GLACIS

1893

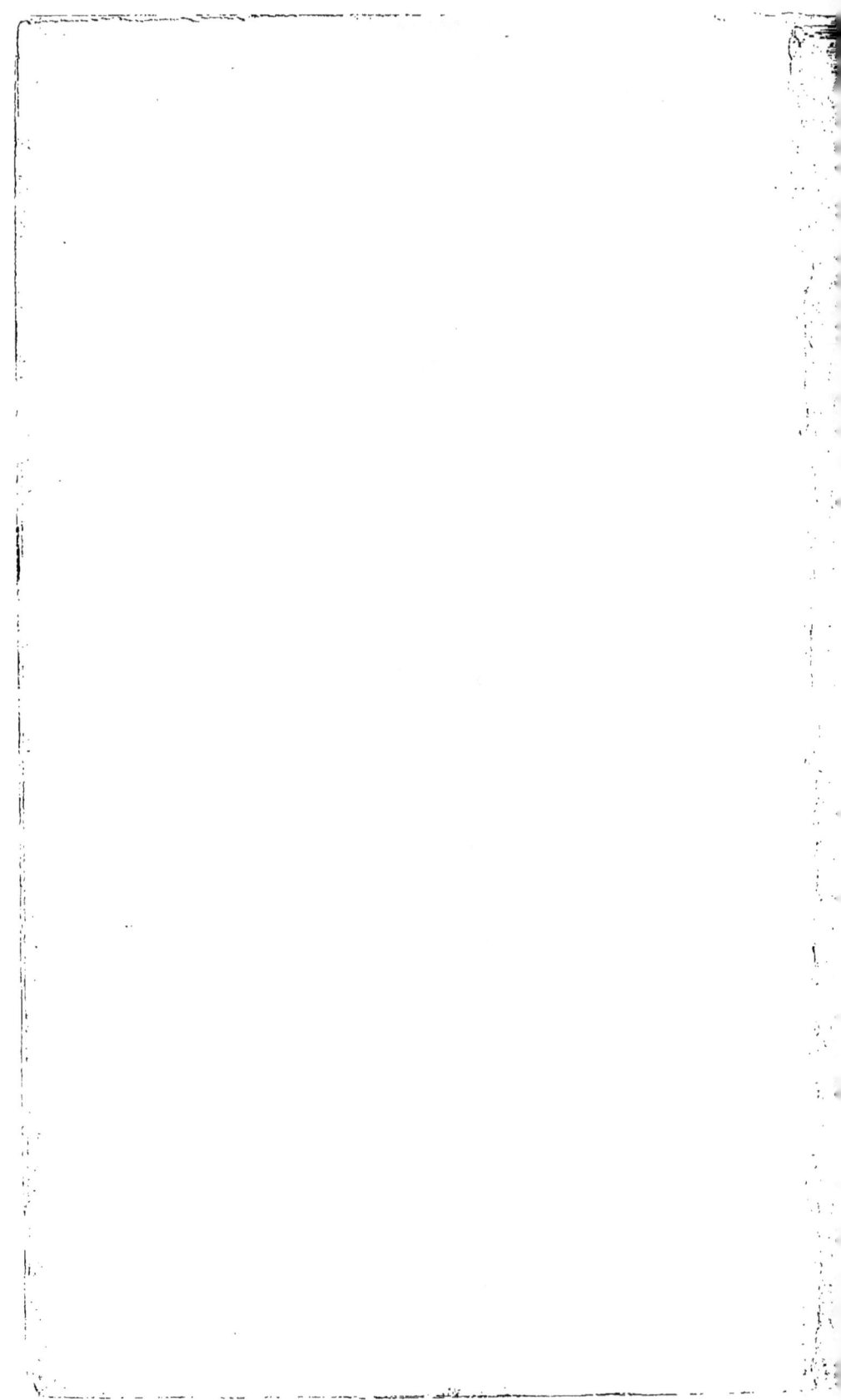

I

LE COLONEL BOURRAS

——+>+<+——

M. Jules Bourras, que son frère avait attaché à l'in-
tendance du corps franc des Vosges et qui s'est voué
avec tant d'ardeur et d'affection fraternelles à la glo-
rification posthume du vaillant soldat, nous a prié de
publier le rapport manuscrit trouvé dans les papiers
du colonel et qui doit être considéré comme le canevas
du document déposé aux archives de la campagne de
1870.

Depuis, j'ai su qu'un double de ce rapport se trouvait chez Mme Monnot-Arbilleur, veuve du regretté sénateur du Doubs, dépositaire des papiers laissés par
son frère, Gaston Marquiset, député de la Haute-Saône,
qui fut lieutenant du corps franc des Vosges ; il était
l'ami et le bras droit de son chef, comme on le verra
par la notice biographique placée à la suite de cette

première partie, notice qui nous a paru être le complément nécessaire de ce petit livre.

Le rapport nous a paru mériter l'impression, au moment où l'on inaugura la statue de Bourras dans son bourg natal. C'est une œuvre absolument impersonnelle, dans laquelle le chef du corps franc des Vosges s'est effacé avec une modestie et un désintéressement qui complètent cette belle figure de soldat.

Je n'ai pas eu l'honneur de marcher sous les ordres du colonel Bourras pendant la campagne. La compagnie dont je faisais partie — francs-tireurs du Rhône attachés comme éclaireurs à la division Cremer, puis au 24ᵉ corps — ne fut versée au corps franc des Vosges que plus tard, quand, après avoir réussi comme celui-ci, au prix de dangers et de fatigues inouïs, à échapper à l'internement en Suisse, elle put gagner Gex et enfin Lyon.

Mais, à la division Cremer, nous avions contact fréquent avec le corps franc des Vosges, nous avions appris à apprécier l'ardeur et le courage de ces camarades. Dans les villages où ils avaient passé, les habitants faisaient l'éloge de leur discipline, et ne parlaient de leur chef qu'avec une véritable vénération.

Au mois de février, nous fûmes incorporés au corps franc, à Trévoux. Le colonel Bourras vint voir nos deux compagnies, accompagné du capitaine Pistor qui avait à peine vingt ans et qui devait reprendre, à l'École polytechnique, ses études interrompues. Le colonel nous fit une impression puissante. La tête était pensive, la barbe noire faisait ressortir la matité brune du visage. Les yeux étaient à demi voilés, pleins d'une mélancolie profonde. Mais lorsque, après nous avoir parlé un instant, il évoqua les tristes heures de la défaite et nous dit son espoir dans la lutte qu'il croyait prête à recommencer, des éclairs jaillirent de ces yeux tout à l'heure à demi clos.

La tête se redressa ; les moins éclairés d'entre nous comprirent qu'ils avaient devant eux un meneur d'hommes.

Ce fut bien la qualité maîtresse de Bourras que cette science de mener les hommes. Si, au lieu d'être arrivé dans son arme, le génie, à la force du poignet, par son seul mérite, il avait passé par l'école, peut-être son avancement eût-il été moins lent et eût-il pu donner davantage sa mesure.

Mathias-Alphonse Bourras était né à Pompignan (Gard) le 24 février 1836, d'une famille de petite bourgeoisie. A 10 ans, il entrait au collège Stanislas de Nîmes et y restait jusqu'à 18 ans. Stanislas est une école ecclésiastique ; c'est de là, cependant, que Bourras sortait, en mai 1854, pour s'engager dans le régiment du génie, en garnison à Montpellier.

Le jeune homme avait puisé au collège la connaissance des sciences exactes. Aussi, à cette époque où

l'avancement était rare, et dans une arme jalouse de
ses origines — l'École polytechnique — fit-il un chemin assez rapide. Il était caporal le 1er janvier 1855,
en 1859 il prit part comme sous-officier à la campagne d'Italie et enfin, en 1862, c'est-à-dire au bout
de huit ans de service, il obtint l'épaulette de sous-
lieutenant.

Il était lieutenant en 1867 et faisait partie du corps
de Failly au moment de l'expédition de Garibaldi
contre Rome. Celui qui devait être, avec le héros
italien, un des chefs les plus en vue dans la campagne
de l'Est, eut à combattre contre les chemises rouges.
Sa conduite à Mentana lui valut la citation à l'ordre du
jour et la croix de Saint-Grégoire-le-Grand.

Après sa campagne d'Italie, il fut envoyé en Algérie,
pays où il a laissé d'excellents souvenirs. Il était capitaine au moment de la déclaration de guerre. Sa compagnie ne fut pas désignée pour prendre part à la campagne, mais il sollicita avec tant d'ardeur son envoi à
l'armée qu'il obtint enfin cette faveur.

Il assista à la plupart des combats livrés jusqu'à
la bataille de Sedan. Fait prisonnier dans cette néfaste
journée, il se refusa à signer le *revers* et réussit à
s'évader. Il se rendit aussitôt à Paris pour se mettre
à la disposition du Gouvernement de la Défense nationale.

Celui-ci se préoccupait alors non d'arrêter l'invasion, tâche impossible, mais au moins de l'entraver, afin de retarder l'heure de l'investissement de Paris. Des officiers furent envoyés dans les Vosges, pour prêter leur concours au préfet George [1] et au général Cambriels qui s'efforçaient de grouper les corps francs, les mobiles, les dépôts de régiment et les échappés des batailles livrées en Alsace et en Lorraine. Trois d'entre eux, les capitaines du génie Varaigne, actuellement général commandant la division des Vosges, Bourras et le capitaine d'artillerie Schædlin, arrivèrent ensemble.

Bourras fut chargé d'organiser les bandes réunies en compagnies de francs-tireurs; Varaigne et Schædlin furent mis à la disposition du général Cambriels, commandant de l'armée des Vosges. Le second devait tomber peu après, à la malheureuse bataille de la Bourgonce.

Bourras, à la vue des hommes qu'il avait à commander, fut pris de découragement. Ce soldat habitué à mener une compagnie disciplinée, dans un corps d'élite, désespéra un instant de tirer parti de ces adolescents, de ces paysans, de ces citadins groupés d'une façon disparate, mal armés, à peine vêtus. Cependant il ne voulut pas abandonner sa tâche sans l'avoir tentée.

---

1. Actuellement président de chambre à la Cour des comptes.

Il déclara à M. George et à ses hommes qu'il n'organiserait le corps franc des Vosges que si l'attitude des francs-tireurs était bonne devant l'ennemi. Dès les premiers engagements, voyant la crânerie de ses petits soldats, Bourras écrivait qu'il acceptait.

A partir de ce moment, Bourras se révéla. Il dut tout faire à la fois. Il fallait nourrir, armer, équiper ses troupes. Sans cesse debout, dormant à peine, il imprimait à son corps franc une cohésion bien rare alors dans l'armée. Ses officiers durent user de subterfuge pour l'obliger à se reposer. Un sergent de son régiment, nommé Boulay [1], échappé de Sedan, lui aussi, qu'il avait rencontré à Épinal et à qui il confia le commandement d'une compagnie, eut seul assez d'ascendant sur lui pour l'amener à dormir sur un lit. Nos camarades, aujourd'hui encore, ne parlent du colonel qu'avec un respect attendri.

Il n'est plus, et cependant encore, c'est lui qui préside aux relations amicales qui unissent ses anciens soldats, il n'est question que de lui dans nos entretiens.

Son rapport ne dit pas quelle appréhension il causait aux Allemands. Dans un des livres publiés par nos ennemis, on évalue à 10,000 hommes l'effectif du corps franc des Vosges et l'on attribue à ce nombre

---

1. Aujourd'hui adjoint principal du génie.

considérable de partisans la prudence avec laquelle l'armée allemande avançait. En réalité, même avec les troupes régulières, mobiles ou mobilisées, qui lui furent parfois adjointes, jamais Bourras n'eut plus de 2,500 hommes sous ses ordres.

L'ennemi avait du reste une réelle estime pour Bourras. Un franc-tireur, Mesny, d'Arbois, ayant été martyrisé, puis fusillé par les Allemands, le chef du corps franc des Vosges écrivait au général de Werder :

Le Commandant des Corps francs au Général de Werder :

Monsieur le Général,

J'ai l'honneur de porter à votre connaissance un fait indigne de toute nation civilisée, qui s'est passé hier à Nuits :

Le franc-tireur Mesny, d'Arbois (Jura), harassé de fatigue, n'a pas pu suivre ses camarades et a été fait prisonnier.

Le chef, dont je ne connais pas le grade, l'a amené à la place où un cavalier badois avait été blessé le matin et l'a fait fusiller après l'avoir taillé de coups de sabre.

Cet officier a commis une action d'autant plus honteuse qu'avant de la commettre il s'était informé de la manière dont on avait traité le Badois blessé le matin, et qu'il savait pertinemment qu'il avait été parfaitement soigné.

J'aime à espérer que cet acte est un fait isolé et que vous en ferez prompte justice.

Vous devez le savoir, Monsieur le Général, la plupart des francs-tireurs sont de nobles cœurs cherchant à défendre leur patrie envahie et n'employant contre vous que les armes loyales.

Le jeune Mesny, que vos soldats ont assassiné, appartenait à la Compagnie du Jura, était engagé régulièrement et faisait partie du Corps franc des Vosges qui vous suit depuis la Bourgonce. Ce corps est un corps régulier, commandé par un officier des cadres de l'armée française, délégué à cet effet.

La conduite de nos francs-tireurs a toujours été celle d'hommes d'honneur ; vos blessés sont traités avec les plus grands égards, ainsi que vous pouvez vous en informer auprès du Badois blessé à Broin et transporté au château d'Auvillars.

J'ai l'honneur de vous demander une réponse, pour savoir si c'est par ordre que vos soldats massacrent indignement nos francs-tireurs ou si ce sont des faits isolés commis au mépris de vos ordres par des soldats irrités.

L'indignation est grande parmi nous et j'attends votre réponse avant de laisser prendre à cette guerre le caractère d'atrocité que vous venez d'inaugurer.

Nous avons quelques prisonniers badois et ils partageront le sort du jeune Mesny si votre réponse, que j'attends dans un délai de quarante-huit heures, ne désapprouve pas l'acte de sauvagerie que je vous signale.

Veuillez agréer, Monsieur le Général, l'expression de ma considération la plus distinguée.

Signé : A. BOURRAS,

inscrit dans les cadres de l'armée française
comme capitaine de génie.

Le général von Werder, commandant en chef du XIV°
corps allemand, répondait par une lettre dont voici la tra-
duction :

Dijon, le 23 novembre 1870.

Je viens de recevoir votre honorée lettre de ce jour et
réponds à cet égard qu'il n'y a aucun ordre permettant de
fusiller des prisonniers lors même qu'ils appartiennent à
un corps franc.

J'ai ordonné aussitôt une enquête sur cette affaire.

Je veux pourtant faire remarquer que lorsque des
paysans sans uniforme tirent sur nos soldats, ils sont
traités selon les lois de la guerre et sont condamnés à
mort.

Le Général commandant,

VON WERDER.

Au commandant du Corps franc des Vosges, l'honoré
M. Bourras.

Nuits.

Gambetta appréciait hautement le hardi capitaine
dont il avait fait un chef de corps. Le 25 novembre
1870, il le nommait chevalier de la Légion d'honneur
et faisait rendre un décret qui donnait au corps franc
des Vosges une autonomie complète et à son chef des
pouvoirs étendus.

Pendant la retraite de l'armée de l'Est, Bourras dé-

déploya une indomptable énergie. Nos régiments en-
traient en Suisse. Tout autour du corps franc se fer-
mait le cercle ennemi. Le colonel réunit ses officiers,
leur dit qu'ils étaient libres de suivre le mouvement
général, mais que, pour lui, il allait où était le devoir,
en essayant de gagner un point que l'armistice garan-
tissait de toute attaque et d'où il pourrait encore être
utile au pays. Officiers et soldats jurèrent de le suivre.
C'est cette scène que le sculpteur Morice a voulu rendre en montrant le colonel désignant à son corps d'officiers la route à prendre pour échapper à la captivité
ou à l'internement.

A Trévoux, il se mit avec une ardeur fiévreuse à la
réorganisation de sa troupe. L'ancien corps franc, les
compagnies qui y furent versées reçurent une instruction militaire complète. L'artillerie, la cavalerie,
l'infanterie, formaient une masse homogène, prête à
rendre de nouveaux services. Aussi notre chagrin à
tous fut-il vif quand arriva l'ordre du licenciement.
Le colonel prit congé de nous dans une revue passée
sur la rive droite de la Saône, dans une belle prairie.
Cette unique solennité du corps franc a laissé chez
tous un ineffaçable souvenir.

J'ai revu Bourras, depuis lors, au milieu de cir-
constances difficiles, quand il fut placé comme général
auxiliaire à la tête des gardes nationales du Rhône.
L'homme n'était plus le même. Dans le grand salon

de l'Hôtel de ville, où il fallait sans cesse parlementer avec les chefs possibles de l'insurrection latente, je le revois, morne, affaissé, découragé. J'allais lui demander de faire céder pour moi le décret qui empêchait les engagements volontaires. En retrouvant un de ses petits francs-tireurs, il eut un mouvement de joie, le chef énergique ressuscite, mais il me dit tristement : « Je ne puis rien maintenant, nous sommes oubliés. »

Bourras cependant venait de montrer qu'il avait encore de la vigueur. A la tête d'une partie du corps franc, 80 cavaliers, pour laquelle le licenciement avait été suspendu, il ramena la tranquillité dans Saint-Étienne où le préfet, M. de l'Épée, avait été assassiné.

Le 28 avril 1871, on reconnut les services du général Bourras en le nommant officier de la Légion d'honneur.

Il conserva son grade de général et son commandement jusqu'au mois de septembre 1871. A cette époque il fut remis chef de bataillon du génie par la commission de revision des grades. Il méritait mieux ; cependant, il venait seulement d'être proposé pour le grade de lieutenant-colonel quand en 1880, le 6 février, à 46 ans, il mourut, brisé par une carrière active, miné par l'âpre souvenir de la défaite. Son dernier mot dans son agonie fut :

— Mes petits francs-tireurs !

Dans son arme, malgré son origine de soldat de fortune, Bourras était très estimé.

Plusieurs de ses travaux, notamment un mémoire sur les *Opérations préliminaires du siège de Toulon*, lui ont valu des félicitations officielles.

Un de ses frères, capitaine du génie, maintient dignement dans l'armée le nom du glorieux soldat auquel ses compagnons d'armes ont voulu élever un monument dans son village natal. Nous avons dû à la reconnaissance nationale de voir cette œuvre pieuse si promptement couronnée de succès.

Le monument de Marquiset, qui se dresse dans le pays même où Bourras déploya tant de ténacité et d'héroïsme, consacrera à la frontière le souvenir du chef que nous avons tant aimé.

Nous laissons maintenant la parole au colonel Bourras. Voici le rapport dans lequel il a raconté, jour par jour, la part qu'il a prise dans la défense nationale.

II

LE CORPS FRANC DES VOSGES

(RAPPORT DU COLONEL BOURRAS)

———— ‹›‹‹›— ————

Vers le 15 septembre, quelques officiers de l'arme de l'artillerie et du génie, qui avaient eu l'heureuse chance de s'échapper des mains des Prussiens à la suite de Sedan, arrivaient à Épinal avec mission d'organiser la défense.

Le préfet George s'occupait activement depuis quelques jours d'armer les communes, de réveiller l'esprit patriotique des populations paralysé par des désastres successifs et inconnus jusqu'à ce jour. Dès l'arrivée de ces officiers, l'impulsion fut donnée et on s'occupa soit de construire quelques retranchements dans les différents cols des Vosges, soit de réunir, d'armer et de dresser à la hâte les quelques troupes qui se trouvaient éparses dans la contrée.

Plusieurs compagnies de francs-tireurs voyageaient dans le pays, mais ne rendaient pas grand service, leur commandement n'étant nullement centralisé, et leur position militaire dépendant presque absolument de leur capitaine commandant.

De même, depuis l'invasion de l'Alsace, une quantité considérable de jeunes gens passait par Épinal pour aller prendre du service en France et combattre l'étranger.

Pendant que les autres officiers s'occupaient, soit de retrancher les cols des Vosges, soit de recevoir et d'organiser les bataillons de mobiles qui arrivaient successivement, le capitaine du génie Bourras reçut la mission de coordonner l'action des compagnies de francs-tireurs en les rattachant directement au commandement militaire, avec pouvoir de licencier et de désarmer celles qui ne voudraient point se soumettre aux ordres de l'autorité militaire. Il fut, en même temps, chargé de former les jeunes Alsaciens et Lorrains en compagnies de 100 à 120, de leur donner des cadres, les effets d'habillement indispensables, de les armer et de les exercer au maniement des armes. Sa besogne était rude, car on sentait les Prussiens à quelques lieues, et tous ces soldats improvisés étaient appelés à se mesurer avec l'ennemi du jour au lendemain. Néanmoins, tout le monde déployait la plus grande activité, quelques bataillons de mobiles arrivaient, on parvenait à obtenir de Belfort quelques chassepots pour remplacer les fusils à piston que les hommes recevaient avec répugnance. Un peu d'ordre et un peu de force s'établissaient.

Mais notre but n'est pas de raconter tous les événements auxquels nous avons été mêlés; il consiste à faire connaître le plus succinctement les faits et gestes de ces quelques compagnies de francs-tireurs et d'Alsaciens, qui furent d'abord réunies et formées successivement, et qui, plus tard, furent placées sous le commandement de M. Bourras, sous le nom de Corps franc des Vosges.

Les différentes compagnies de francs-tireurs étaient successivement appelées à Épinal, et repartaient ensuite, accompagnées la plupart du temps par un officier d'état-major qui revenait après les avoir installées, avec des ordres pour occuper les divers cols des Vosges.

Quelques-unes des compagnies eurent des en-

gagements partiels qui eurent l'avantage de les
familiariser avec le feu.

Le 22 septembre, la 1re compagnie de francs-
tireurs de Haute-Saône (capitaine de Perpigna)
fut envoyée à Raon-l'Étape pour appuyer deux
compagnies du bataillon du commandant Brisach.
Ces trois compagnies eurent un engagement heureux le 23 septembre dans la vallée de Celles, à
la suite duquel les Prussiens furent obligés de se
retirer après avoir subi quelques pertes.

Cette compagnie quitta le 26 Raon-l'Étape, où
l'arrivée du colonel Perrin avec 2,000 hommes
rendait sa présence inutile et fut envoyée au col
du Rouge-Gazon pour en défendre le passage. Le
1er octobre, le capitaine Wolowski partit pour
Charmes avec la 2e et la 6e compagnie, dans le but
d'empêcher les réquisitions que les Prussiens faisaient aux environs pour ravitailler Nancy et Lu-
néville.

Le jour même, le capitaine Wolowski allait re-
chercher à Bayon les fusils qui y avaient été laissés
lors du passage des armées à la suite de Frœschwil-
ler. Ayant appris le lendemain que 8 gendarmes
prussiens étaient établis à Vézelise, il partit le
soir avec une vingtaine d'hommes. Ce village fut

cerné pendant la nuit, les Prussiens tués ou faits prisonniers après une courte résistance. Cinq furent amenés à Épinal et nous procurèrent quelques renseignements précieux, les trois autres avaient été tués.

Les Prussiens revinrent plus tard à Vézelise et incendièrent la maison où s'était passée cette affaire.

Le 5 au soir, en prévision d'un combat à la Bourgonce où s'était rendu le général Dupré avec sa brigade, le commandant Bourras reçut l'ordre de partir avec les six compagnies de nouvelle formation qui avaient reçu leurs fusils la veille ou le matin même. Ce détachement partit aussitôt dans la nuit et arriva à Bruyères dans la matinée. Le lieutenant Pistor[1] fut envoyé en avant prendre les ordres du général Dupré, et les compagnies continuèrent leur route. A peine arrivé sur le champ de bataille, ce jeune officier rencontra des compagnies de mobiles qui se repliaient en désordre. Grâce à son énergie, il put les ramener au feu, mais il fut atteint peu d'instants après d'une balle qui lui traversa la cuisse de part en part

---

1. Aujourd'hui lieutenant-colonel d'artillerie, attaché à la maison militaire du Président de la République.

sans occasionner de lésion grave. Nous verrons ce jeune officier, plein d'ardeur et de patriotisme, sa blessure à peine fermée, rejoindre le corps franc, dans le mois de décembre.

A notre arrivée dans le voisinage de la Bourgonce, nous eûmes devant les yeux un spectacle navrant : des compagnies entières, des bataillons quittaient le champ de bataille. Les soldats récriminaient contre leurs chefs, une partie s'arrêtaient, les uns pour arranger leur chaussure, les autres pour faire leur toilette; pas la moindre trace de poursuite de la part de l'ennemi et pourtant tout le monde s'en allait.

Le général Dupré, la figure bandée, revenait blessé assez grièvement, navré de ce spectacle. Il nous prescrivit de garnir les bois et de protéger la retraite de la petite armée qui se retira le soir à Bruyères et le lendemain sur la ligne de la Vologne.

Lorsque la nuit fut avancée et qu'on fut certain du repos de l'ennemi, les six compagnies furent placées : une à la ferme de Mont-Repos où se trouvaient déjà les deux compagnies de francs-tireurs bretons, une à la Gravelle, une au mont du Haut-Jacques pour surveiller la route de Saint

Dié, les trois autres comme réserve à Mailleufaing[1] dans la vallée des Rouges-Eaux.

Nous croyons devoir faire connaître dès à présent et pour la suite de la campagne, le grand secours que nous donnèrent les cartes d'état-major que le général Trochu nous avait autorisés à prendre au Dépôt de la guerre la veille de notre départ de Paris. On avait profité du séjour d'Épinal pour en faire photographier un certain nombre, de façon à pouvoir en distribuer à chaque commandant de compagnie. Les commandants de détachements connaissant ainsi le pays et l'emplacement de leur voisin, pouvaient exécuter des reconnaissances judicieuses et hardies; ils ne pouvaient se laisser aller à des paniques, dangereuses surtout en pays de montagnes, et conséquence trop naturelle de l'ignorance[2].

Pendant que l'armée, dont le général Cambriels avait pris le commandement, exécutait quelques

---

1. Hameau de la commune de Bois-de-Champ.

2. Le colonel Bourras eut la chance de trouver, parmi ses hommes, un dessinateur de la Compagnie de l'Est, nommé Guénon, dont il fit son sergent-secrétaire et qui exécuta la copie d'un certain nombre de cartes. Elles rendaient de précieux services. M. Guénon est encore attaché à la Compagnie de l'Est comme dessinateur autographe et de travaux graphiques (A.-D.).

retranchements derrière la ligne de la Vologne,
le petit corps qui en était l'extrême avant-garde
continuait à occuper les positions prises le 6 au
soir et les jours suivants, se familiarisait avec
l'ennemi, en allant chercher des effets et équi-
pements à la Bourgonce et se tiraillait avec les
patrouilles prussiennes à Nompatelize et à Rou-
giville.

Le 8, on releva le corps d'un ennemi.

Le 10, une colonne de 500 Prussiens attaqua
le poste du Mont-Repos, défendu par les deux
compagnies bretonnes et trois des nôtres. Après
un combat de deux heures dans les bois et derrière
les barricades qui coupaient la route de la Bourgonce, les Prussiens se retirèrent avec quelques
pertes. Nous eûmes un homme de la 1re compagnie tué dans cette affaire. Les Allemands avaient
4 tués et 4 blessés.

Le soir même, d'après les nombreux renseignements indiquant une double attaque de la Bourgonce et de Rambervillers, M. Bourras, nommé
officier supérieur, concentra les six compagnies
à Mailleufaing et prit la route de Bruyères. Toutefois, il s'arrêta à Brouvelieures, point de jonction
des routes de Rambervillers et de la Bourgonce

sur Bruyères et position avantageuse pour livrer combat au débouché des deux vallées.

Dans la matinée du 11, deux compagnies furent envoyées à Grandvillers et à Autrey sur la route de Rambervillers; une reconnaissance fut dirigée sur Mortagne, chemin de traverse de la Bourgonce.

Vers 11 heures, l'ennemi était signalé dans la vallée de Mailleufaing. Les six compagnies sont concentrées en toute hâte et prennent leurs positions de combat.

La 2ᵉ compagnie (capitaine Wolowski) sur la pente nord de la forêt de Bois-de-Champ, battant la route, la 10ᵉ (capitaine Gérard) à sa droite et occupant la crête avec crochets en avant.

La 3ᵉ à gauche de la route, sur le versant sud du bois de Coutimpierre.

Ces trois compagnies sont à peine à leur poste qu'une fusillade fort vive commence.

Pendant ce temps, la 5ᵉ compagnie (capitaine Grillet) est placée sur le petit monticule déboisé à l'est de Brouvelieures, faisant face au défilé des Rouges-Eaux.

La 4ᵉ compagnie face au nord et au sud du Moulin-Neuf.

La 11ᵉ sur les hauteurs en arrière de Brouvelieures surveillant la route de Rambervillers.

La 16ᵉ entre Brouvelieures et Vervezelle.

Les capitaines, informés de l'ordre qui avait été
adopté, devaient faire tous leurs efforts pour tenir
leurs hommes au feu, et se replier en combattant,
après avoir dépassé de 300 à 400 pas les compagnies de soutien couchées, dont les capitaines ne
devaient faire commencer le feu qu'à très bonne
portée.

Ces recommandations furent suivies d'une manière surprenante pour des jeunes troupes, et les
Prussiens subirent des pertes sensibles. Le combat continua, soutenu convenablement jusque vers
trois heures du soir.

Les pièces d'artillerie que les Prussiens avaient
installées près de l'église de Belmont balayèrent
les bois et intimidèrent nos jeunes gens qui com-
battirent néanmoins jusqu'à la nuit tombante et
se reformèrent derrière la Vologne en passant
cette rivière à gué à Prey et à Beauménil, les ponts
ayant été détruits.

Nous perdîmes dans le combat 35 hommes,
plus 2 ou 3 hommes qui furent indignement fu-
sillés à Laval, et quelques disparus.

La 10ᵉ compagnie (capitaine Gérard) combattait vraiment pour ses foyers, puisqu'elle était composée des enfants de Bruyères. Une seule section, qui occupait la crête du Bois-de-Champ, prit une glorieuse part à ce combat, et perdit 13 tués, 1 blessé et 2 disparus.

Le général Cambriels avait été tenu au courant de cet engagement, et avait donné dans l'après-midi l'ordre de se replier sur Remiremont, trouvant sans doute sa ligne de défense défectueuse; la Vologne ne paraît pas constituer un obstacle sérieux et peut être tournée par Gérardmer ou Épinal; trouvant sans doute aussi son armée trop ébranlée par l'événement précédent pour affronter une nouvelle rencontre.

Le bataillon, fatigué par les marches, les combats et les pluies torrentielles, forma l'arrière-garde et arriva à Remiremont le 12.

Le même jour, l'armée se retirait sur Besançon et le bataillon recevait l'ordre de former l'arrière-garde et d'éclairer la marche des Allemands. Il marcha à petites journées; le 12, au soir, il s'arrêta à Rupt, le 13 à Corravillers, le 14 à Melisey, le 15 à Lure, où il fut rejoint par la compagnie des francs-tireurs de la Haute-Saône et où il séjourna le 16 et le 17.

Pendant ce temps, deux compagnies postées à Melisey éclairaient les routes du Thillot et de Corravillers. Celle de la Haute-Saône, établie à Citers, surveillait les diverses routes d'Épinal à Lure et à Vesoul. L'ennemi arrivait par plusieurs routes, les compagnies furent concentrées à Lure le 17 et le soir même, quittant cette ville sur des voitures de réquisition, arrivèrent à Marchaux le 18 et à Besançon le 20.

Ce jour même avait lieu à Châtillon-le-Duc un engagement auquel prit part la compagnie du Jura (capitaine Clerc).

Pendant que l'armée de l'Est s'organisait à Besançon, le corps franc reçut l'ordre d'éclairer les routes de Dôle et de Gray. Fort d'environ un millier d'hommes et d'une trentaine de chevaux, il quitta Besançon le 23, et occupa le soir même les villages d'Audeux, Franois, Corcondray et Dannemarie. Les jours suivants, il s'avança sur Marnay et Pin-l'Émagny, et, après quelques coups de fusils entre reconnaissances et patrouilles, il s'établit sur la rive droite de l'Oignon. Les hommes devenaient hardis et plusieurs reconnaissances furent exécutées avec beaucoup d'entrain.

Le 31 octobre, trois compagnies (capitaines Dautel, Boulay, Gérard) partirent de Choye sur Velesmes, où les Prussiens devaient faire une réquisition; elles poussèrent jusqu'à Battrans, à 3 kilomètres de Gray, y soutinrent une vive fusillade qui ne leur coûta que 3 blessés, par suite des bonnes dispositions prises et à la nuit se fixèrent à Onay et Chantonnay, villages situés à 7 kilomètres de Gray, en attendant le résultat des reconnaissances faites dans l'intérieur même de Gray.

En effet, M. de Lisac, président du tribunal de Lure, qui avait pris les armes comme simple sous-officier de francs-tireurs, était parvenu à entrer dans la ville avec le franc-tireur Bertrand. M. de Lisac ne put revenir que le lendemain, ayant failli être arrêté, et ayant été obligé de se soustraire aux perquisitions qui furent faites à son intention. A son retour et devant le front des troupes, les officiers du corps lui offrirent un revolver d'honneur en témoignage de sa belle conduite.

Nous apprîmes qu'une panique s'était répandue dans la ville à la suite de l'engagement, et il y a lieu de présumer qu'un coup de main exécuté avec quelques milliers d'hommes nous aurait rendus maîtres de Gray. Toutefois, l'armée de Besançon ne paraissant pas disposée à appuyer ce mouvement, le corps franc rentra à Besançon laissant deux compagnies sur les hauteurs de Franois pour surveiller les environs.

Pendant les deux jours de séjour à Besançon, les hommes se reposèrent, reçurent les effets indispensables d'équipement et d'armement ; on s'occupa d'uniformiser l'habillement qui laissait fort à désirer.

Toutefois, le moral de cette troupe était excellent, les chefs de tous grades qu'on avait improvisés se faisaient à leur métier et exerçaient sur leurs inférieurs une autorité incontestée. Nous reçûmes 2 obusiers de montagne avec une provision réglementaire de projectiles fusants et 30 chevaux. On prit des hommes dans les compagnies pour manœuvrer les pièces et monter à cheval, et le corps franc, comprenant 16 compagnies, 2 pièces et 30 cavaliers, d'un effectif d'environ 1,600 hommes, sortit de Besançon le 3 novembre et, le soir même, occupait la ligne de l'Oignon.

Notre intention était d'essayer une surprise sur

Gray en prenant toutes les précautions d'usage pour la réussite d'une pareille opération. Cette ville n'était en réalité qu'un gîte d'étapes pour les troupes allant à Dijon, et se trouvait à certains jours presque totalement dégarnie. Quelques escarmouches eurent lieu entre les détachements envoyés de part et d'autre en reconnaissance. Mais les dispositions durent se modifier par les ordres venus de Besançon le 7. Le général Crouzat ordonnait de nous lier à son mouvement sur Chagny en masquant d'abord la vallée du Doubs en avant de la forêt de Chaux, et ensuite celle de la Loue du côté de Parcey. Ces mouvements se firent sans encombre et le corps occupait le pont de Parcey et la forêt de Chaux entre ce village et Dôle, au moment où l'armée de l'Est arriva à Chagny le 14 novembre.

Quelques cavaliers ennemis ayant été signalés à Dôle, nous nous y portâmes rapidement, mais la garde nationale avait suffi pour chasser la reconnaissance qui était en effet arrivée jusqu'à la gare du chemin de fer.

Suivant l'ordre reçu le 16 d'avoir à se porter dans la forêt de Cîteaux pour éclairer l'armée de l'Est du côté de Dijon, le corps arriva à Seurre

le 17 et, le même jour, les compagnies furent portées dans différents villages situés entre la Saône
et les collines d'Argilly.

Les jours suivants de petits engagements eurent
lieu sur toute la ligne. Le 18, la 2ᵉ compagnie
arrêta une réquisition à Losne en tuant quelques
ennemis.

Les voitures saisies furent remises aux maires
de Beaune, Corberon et Argilly pour être distri-
buées aux indigents. Le même jour, la 4ᵉ et la
10ᵉ compagnie surprirent une reconnaissance qui
laissa quelques hommes entre nos mains.

Dans la nuit du 18 au 19, l'adjudant de Kerga-
riou, avec une douzaine d'hommes des Pyrénées-
Orientales, parvint à enlever deux sentinelles
ennemies à l'abbaye de Citeaux.

Le 19, escarmouches entre Broy et Bonnen-
contre. Le 20 au matin, 3 compagnies (capitaines
Dautel, Gérard et Clerc) reçurent l'ordre d'aller
reconnaître Vougeot, Gilly et Flagey où une colonne ennemie de 1,200 à 1,500 hommes était
signalée.

Cette petite troupe arrivée à Nuits démonta
deux cavaliers badois qui précédaient une troupe
d'infanterie et s'embusqua immédiatement dans

les maisons. La troupe ennemie, forte d'environ 250 hommes, accueillie par un feu de mousqueterie très vif, dut reculer, mais revint bientôt appuyée par une colonne d'environ 1,000 hommes munis de 2 pièces de canon.

Nos francs-tireurs se replièrent sur le flanc de la colline à l'ouest de Nuits, continuèrent le feu, abrités et n'ayant pas à souffrir des feux de l'artillerie ennemie. La lutte menaçant de se continuer sans résultat, les trois compagnies descendirent sur Prémeaux vers 3 heures du soir et y passèrent la nuit. A 6 heures du soir, quelques-uns de nos cavaliers pénétrèrent dans Nuits que les Prussiens évacuèrent quelques instants après.

Cet engagement nous avait coûté 3 blessés plus un franc-tireur de la compagnie du Jura qui, blessé et ne pouvant suivre ses camarades, fut pris par les Prussiens qui le fusillèrent après l'avoir taillé de coups de sabre.

Pour empêcher la reproduction de pareils faits et dans la ferme intention de suivre l'ennemi dans cette voie de représailles, voie d'ailleurs avantageuse à tout peuple envahi, le commandant Bourras fit réunir les quelques prisonniers des jours derniers et écrivit au général Werder en le priant

de lui envoyer dans les 48 heures sa manière de
voir à ce sujet.

La réponse étant arrivée dans les délais voulus
et donnant satisfaction, les prisonniers furent ren-
voyés[1].

Le général ennemi nous demandait en outre
l'envoi d'un officier à Dijon pour indiquer les
marques distinctives des diverses compagnies du
corps franc.

Le même jour, toutes les compagnies se portèrent sur les hauteurs de Nuits et en occupèrent
les différents villages, le centre au village de Chaux
avec forts avant-postes à Concœur et Nuits.

Le 22 au matin, des dispositions furent prises
pour attaquer la colonne prussienne de Vougeot,
d'environ 1,500 à 1,800 hommes, possédant 4
pièces de canon.

Quatre compagnies furent placées dans la ville
de Nuits avec ordre de s'avancer sur Vosnes et
Vougeot aux premiers coups de canon.

La 5e compagnie fut envoyée à Curley pour préserver notre flanc gauche de tout accident, deux

---

1. Nous donnons ces documents dans la notice qui précède ce
rapport (A.-D.).

compagnies furent laissées à Concœur comme réserve.

Le commandant se mit en route avec les huit compagnies restantes, dont deux compagnies de Marseillais qui nous avaient offert momentanément leur concours et, passant par Concœur et Château-d'entre-Deux-Monts, prit le sentier à droite qui conduit sur le plateau dominant le clos de Vougeot.

La difficulté des chemins détrempés par une pluie fine et continue ne nous permit d'arriver que vers deux heures. Aussitôt une section de la 10ᵉ compagnie (capitaine Gérard) descendit en tirailleurs avec mission de s'arrêter et de se cacher dès qu'elle apercevrait l'ennemi. Les instructions étaient de placer les deux pièces sur la hauteur à 1,200 mètres environ du clos et d'ouvrir brusquement le feu. Malheureusement deux sentinelles ennemies placées aux angles tirèrent sur nous et l'action s'engagea immédiatement.

La 1ʳᵉ section de la 10ᵉ fut appuyée par la 2ᵉ section de cette compagnie et par la compagnie de la Haute-Saône qui reçurent l'ordre d'appuyer légèrement à droite et d'aller garnir les murs du clos.

La 2e et la 7e (capitaines Salmon et Boulay) s'avancèrent en appuyant à gauche, soutenues par une compagnie de Marseillais, et la fusillade devint fort vive sur toute la ligne.

Pendant ce temps, nos deux obusiers de montagne, mis en batterie sur le plateau, ouvraient un feu violent sur les Prussiens, qui se hâtaient de quitter Vougeot pour se former en bataille en arrière sur le chemin de Gilly. Après quelques moments de désarroi, les Prussiens mirent 4 pièces en batterie sur la ligne du chemin de fer, en arrière de Vougeot, et couvrirent le plateau de leurs projectiles.

Vers 4 heures les munitions d'artillerie étaient épuisées, les quatre compagnies bordaient le clos de Vougeot, prêtes à se porter en avant. Notre regard se portait sur la route de Vosnes où auraient dû déjà apparaître les compagnies de Nuits. A la nuit tombante, le commandant fit retirer les compagnies sur le plateau en ayant soin de laisser des sentinelles sur la hauteur où avait commencé l'attaque.

Les compagnies de Nuits n'arrivèrent à Vosnes qu'assez tard, soit que le vent et la pluie les aient empêchées d'entendre le son du canon, soit aussi qu'il y ait eu tiraillement pour le commandement de ces compagnies et qu'on ait perdu du temps en vaines discussions.

Toutefois, cette simple marche en avant, quoique tardive, suffit pour décider la retraite des Prussiens qui évacuèrent Flagey, Vougeot et se retirèrent sur Dijon.

Nous avions de notre côté quelques pertes ; malgré notre dispersion en tirailleurs, nous eûmes 4 tués par les obus autour des pièces. Le lieutenant Vitale reçut une fort grave blessure dans la face.

Nos jeunes artilleurs s'étaient singulièrement bien comportés, quoique voyant le feu pour la première fois. Le maréchal des logis Denis, ancien sous-officier de marine, fut promu sous-lieutenant.

Le 24, le corps prenait position à Nuits avec postes à Vougeot, Vosnes, Concœur, et attendait avec impatience les munitions pour reprendre l'offensive. Du 25 au 26, les compagnies continuèrent les reconnaissances sur Gevrey.

En ce moment arrivaient à Beaune le bataillon de mobilisés de la Gironde et la 2ᵉ légion du Rhône, et en même temps que ces troupes, deux généraux, Crevisier, général de division, et Cremer, général de brigade, tous les deux jeunes et pleins d'ardeur, Crevisier se plaignant de Cremer et ce dernier demandant le renvoi de son chef dont il proclamait publiquement l'incapacité.

Le général Crevisier nous fit demander notre concours qui lui fut immédiatement acquis. Le général Cremer arriva le 27 à Nuits.

En conséquence, lorsque nos compagnies se portèrent en avant sur Curley et Chambœuf dans la matinée, quelques coups de feu furent tirés en avant de Gevrey sur quelques ennemis fort audacieux qui furent manqués d'une façon impardonnable, un seul fut tué sans pouvoir donner le moindre renseignement. Nos éclaireurs poussèrent jusqu'à Marsannay où ils signalèrent un poste ennemi assez important.

On se proposait de marcher le lendemain sur Dijon et d'attaquer cette ville par la route de Beaune et par la montagne, pendant que Garibaldi déboucherait par la vallée de l'Ouche. Ce projet, peu médité d'ailleurs, ne devait pas réussir. Garibaldi s'était fait battre le 26 et le 27 et nous n'en savions rien le 28 au matin.

Déjà plusieurs de nos compagnies étaient à Flavignerot et s'apprêtaient à marcher pendant la nuit sur Corcelles occupé par l'ennemi, afin d'amorcer et de faciliter la besogne du lendemain, quand le chef d'état-major du général Cremer, le colonel Poullet, nous donna avis que Garibaldi, battu la veille, s'était replié sur Arnay-le-Duc, et que les deux bataillons de mobilisés se retiraient sur Beaune.

Les compagnies avancées purent être informées en temps utile de ce fâcheux contretemps, et le 29 au soir, le corps occupait Meuilley avec compagnies à Chaux, Concœur et les différentes hauteurs voisines de Nuits.

Les deux compagnies des Pyrénées-Orientales furent laissées à Curley avec mission d'observer la marche de l'ennemi dans la direction de Gevrey et de Nuits.

Le lendemain 30 novembre, dans la matinée, une section des Pyrénées se portait entre Gevrey et Brochon et s'embusquait dans les vignes et dans les maisons.

A 9 heures, quelques cavaliers ennemis se présentèrent et furent mis en fuite laissant un des leurs sur le terrain.

Peu de temps après, deux petites colonnes prus-

siennes d'environ 400 à 500 hommes s'avancèrent
l'une par la route, l'autre par le chemin de fer,
pendant qu'une troisième suivait les hauteurs. La
section des Pyrénées dut se replier sous le feu de
l'artillerie prussienne, elle n'eut qu'un homme
tué, elle rallia les deux compagnies de Chambœuf
qui, suivant les ordres, se retirèrent sur Meuilley
et sur Nuits où elles n'arrivèrent que dans la
soirée.

Les trois colonnes prussiennes se dirigèrent sur
Nuits qui n'était occupé que par une quarantaine
d'hommes sous les ordres du lieutenant Dyen. Cet
officier montra une rare énergie ; ayant fort intel-
ligemment embusqué ses hommes qu'il encou-
ragea de la voix et de l'exemple, il reçut par une
vive fusillade l'avant-garde ennemie qui dut se replier ; les Badois durent mettre leurs pièces en
batterie pour déloger ces tirailleurs qui se repliè-
rint dans les vignes en arrière de Nuits tout en
continuant le feu.

Au son du canon, toutes les compagnies franches avaient pris les armes et toutes arrivèrent
presque en même temps sur Nuits, suivant les
instructions que chacune avait reçues en cas d'attaque de cette ville.

La 3e et la 4e compagnie, postées à Concœur, descendirent immédiatement sur Nuits par les hauteurs, sans s'inquiéter du feu de deux pièces.

Les 2e, 7e et 11e compagnies sorties de Chaux se portèrent sur le plateau qui domine Nuits et engagèrent de suite la fusillade sur la gauche. En ce moment nous venait un secours inespéré : le général Cremer arrivait avec la 2e légion du Rhône et le bataillon de la Gironde.

Le colonel Ferrer avec la 2e légion du Rhône attaqua vivement par la route de Beaune, tandis que les mobilisés de la Gironde arrivaient à côté de nous sur la hauteur.

Quelques moments après, une de nos pièces ouvrit le feu contre l'artillerie prussienne. Les 10e et 8e compagnies arrivèrent et se mêlèrent à la gauche des mobilisés de la Gironde dont quelques compagnies restaient indécises. La fusillade devint fort vive, nos tirailleurs descendaient peu à peu, l'ennemi cédait le terrain, ses obus en éclatant projetaient des cartouches incendiaires qui nous annonçaient la fin de ses munitions.

A chaque obus qu'ils recevaient, les Badois, rangés en bataille près de la voie du chemin de fer, paraissaient flotter, la charge fut sonnée et toutes les compagnies franches, sauf deux compagnies, se précipitèrent dans la ville, tuant ou faisant prisonniers les quelques Prussiens qui se réfugiaient dans les maisons.

Les Prussiens, en pleine déroute, se dirigèrent en grande hâte sur la Berchère et de là dans les bois pour regagner la route de Dijon.

La 2e légion du Rhône, sous la conduite de son brave colonel Ferrer, qui avait eu un cheval tué sous lui, entrait aussi dans la ville par le sud.

La poursuite des Prussiens aurait été très fructueuse pour nous, mais la nuit était venue. Les troupes étaient confondues et il ne fut pas donné suite à ce projet.

La 5e compagnie (capitaine Grillet), venue en toute hâte de Reulle-Vergy, arriva à Nuits où nos compagnies sonnaient la charge. Les soldats, malgré leurs fatigues, poursuivirent l'ennemi et firent 9 prisonniers. Cette journée ne nous coûta que 3 tués et 5 blessés, dont 1 officier.

Le lieutenant Dyen et le sergent Estoffey furent cités à l'ordre. Ce dernier, entouré de Prussiens et sommé de se rendre, fit bravement feu et reçut une blessure. Dans cette journée, les compagnies montrèrent une grande énergie et un grand amour de la patrie.

Le soir du combat, un incident soulevé à propos de la garde des prisonniers amena un fâcheux conflit d'autorité ; il fut heureusement terminé en les laissant à ceux qui les avaient pris.

Nuits fut occupé par la 2e légion du Rhône et les mobilisés de la Gironde, et le corps franc retourna dans la montagne, occupant Chaux et les villages voisins.

Pendant la nuit, nos éclaireurs nous apprirent qu'une colonne prussienne remontait la vallée de l'Ouche ; le 1er décembre au matin, le corps occupa Savigny avec forts postes à Bouze, qui devaient fouiller Bligny que les Prussiens avaient évacué à leur arrivée.

Le lendemain, la 1re légion du Rhône (colonel Celler) prenait cette direction et le corps revenait à Nuits où il prit position le 3.

Les Prussiens occupaient solidement la route de Dijon à Genlis avec de forts postes munis de canons, à Chenove, Marsannay, Longvic, Ouges et Bretenières dans la plaine, à Corcelles dans la montagne. Ils envoyaient tous les jours dans la

place de fortes reconnaissances qui ravitaillaient
Gevrey, Broindon, Épernay.

Le colonel Bourras se proposa, en attendant
l'arrivée d'une armée assez nombreuse pour prendre l'offensive, d'arrêter les reconnaissances ennemies afin de rétrécir le rayon des incursions
ennemies et de prévenir une attaque de vive force
sur Nuits ou Beaune.

L'administration et l'organisation des compagnies furent minutieusement examinées, les cadres épurés ; quelques chefs, ne possédant pas
l'énergie et la moralité nécessaires, furent éliminés.
Le mode d'élection exclusive par les inférieurs fut
proscrit. La municipalité se montra patriote sous
la direction du maire, M. de Baezre. Les habitants
s'empressèrent de fournir à nos soldats des souliers, des bas, des flanelles, des chemises dont ils
avaient besoin.

Les lois militaires furent rendues publiques et
rigoureusement appliquées par la cour martiale,
aussi les habitants nous devinrent-ils favorables,
nos soldats étaient reçus affectueusement et leurs
reconnaissances en étaient singulièrement faci-
litées.

Le chef du corps établit un parti de quatre

compagnies, se reposant et formant réserve, à Nuits et à Chaux où étaient l'artillerie et le parc, et disposa les autres en avant-postes dans toutes les directions : à Meuilley pour surveiller la route du Pont-d'Ouche; à Nuits, à Concœur, Legroix et Villars-Fontaine pour garder la montagne ; à Vosnes et Vougeot pour observer la route de Dijon; à Boncourt pour surveiller la route de la plaine.

Chacune de ces compagnies devait être rangée sur deux rangs au lever du jour et avait l'ordre de pousser des reconnaissances au loin et de se tenir continuellement en contact avec l'ennemi ; quand elle partait tout entière, elle était remplacée par une compagnie de réserve.

Chaque compagnie détachée recevait deux éclaireurs à cheval ; ce chiffre fut porté à cinq quelque temps après, lorsque le corps reçut un escadron de **120** chevaux.

Chaque journée fut marquée par de petits engagements avantageux entre nos reconnaissances et les éclaireurs prussiens.

Le 5, la compagnie de la Haute-Saône tua quelques cavaliers et fit un prisonnier à Saint-Bernard où M. Gevrey, médecin en chef de l'hôpital de Vesoul et servant comme simple franc-tireur, montra un sang-froid surprenant. Ce digne patriote servait avec son fils, substitut à la Martinique[1], et montra, pendant la campagne, un exemple frappant de bravoure et de désintéressement.

Ces exemples venant d'hommes estimés et respectés contribuaient grandement à maintenir chacun dans la voie du devoir.

Ce même jour, la 10e compagnie faisait une reconnaissance à Gevrey.

Le lendemain une section de la Haute-Saône, sous les ordres du capitaine de Perpigna, faillit être surprise près d'Épernay sur la voie romaine, et put se retirer sans dommage sur Boncourt. Le paysan qui avait signalé aux Prussiens l'embuscade française fut traduit devant la cour martiale et passé par les armes.

Ce jour et le lendemain, des fractions des 4e et 10e compagnies se tiraillèrent avec les Prussiens postés au delà de Gevrey, à Fixey et Fixin.

Pendant la nuit suivante, le capitaine Boulay, avec les 2e et 15e compagnies, força le poste prussien de Fixin de se replier sur Marsannay, —

---

1. Aujourd'hui conseiller à la cour d'appel de Grenoble.

Le 9, la 3ᵉ compagnie ramena un prisonnier de Broidon.

Les journées des 10 et 11 furent également marquées par des escarmouches. La 5ᵉ compagnie fit plusieurs prisonniers à Broindon et Épernay. Le 10, le général Cremer, cantonné à Beaune, fit transmettre au colonel Bourras l'ordre d'avoir à fondre ses troupes dans son petit corps d'armée formé par les légions mobilisées du Rhône, et de rentrer à Beaune.

Les dissentiments qui avaient pris naissance déjà dans la journée du 30 novembre, augmentèrent ; l'ordre donné présentait de grandes difficultés. Tous les soldats du corps franc étaient dénués de sacs et de tentes-abris, et leur incorporation dans des troupes régulières ne pouvait se faire immédiatement en raison de la constitution même du corps ; ces difficultés furent augmentées par le ton cassant du général Cremer, à qui déjà, à tort ou à raison, quelques personnes reprochaient la violation de la parole donnée, à sa sortie de Metz, et hésitaient à donner leur confiance. Ces dissentiments furent connus des soldats qui montrèrent des dispositions hostiles envers le général Cremer, à la suite desquelles le corps franc rentra en ordre à Beaune le 12.

La question portée devant le général commandant à Lyon et devant le Gouvernement, fut tranchée en faveur du corps franc qui rentra à Beaune pour fournir les hommes des effets de toute nécessité.

Le 16, le corps franc quitta Beaune et occupa, le soir, Corberon et les villages voisins ; le 17, Auvillars, Broin, et les ordres furent donnés pour partir pour Saint-Jean-de-Losne. Les 2ᵉ et 5ᵉ compagnies devaient partir à l'avant-garde pour réparer le pont avant l'arrivée des autres qui devaient marcher en deux groupes.

Le soir même, le colonel alla à Nuits pour se rendre compte de la situation ; le général Cremer s'y trouvait avec les 1ʳᵉ et 2ᵉ légions du Rhône et le 32ᵉ de marche[1].

Les cavaliers ennemis, depuis le départ du

----

1. Quelques corps francs étaient également à Nuits, notamment une des compagnies des francs-tireurs libres du Rhône (la 3ᵉ) qui devaient être incorporées dans le corps franc des Vosges (13ᵉ) après la retraite de l'armée de l'Est. Ce corps franc avait pris une belle part à la défense de Dijon, le 30 octobre, et devait, pendant la bataille de Nuits, marcher en tête de la colonne qui repoussa l'ennemi au delà de Menilley (A.-D.).

corps franc, étaient devenus hardis et avaient été
aperçus aux environs de Vougeot.

Le brave colonel Celler, qui commandait la
1re légion du Rhône, et devait trouver une mort glorieuse le lendemain, ne paraissait pas très satisfait
de la position des troupes. Il avait l'ordre de pousser le lendemain jusqu'à Gevrey avec sa légion,
et témoignait un certain regret de voir ses flancs
découverts, et notre colonel le quitta vers minuit
n'ayant d'autre instruction que celle-ci : si on en-
tendait le canon, ce serait une lutte de reconnaissance aux environs de Gevrey.

Le 18, nos compagnies d'avant-garde étaient
arrivées à Saint-Jean-de-Losne et le passage était
en partie rétabli, quand la canonnade se fit entendre. Quelques cavaliers furent envoyés dans la
direction d'Aubigny et rapportèrent que le combat
se livrait près de Gevrey. Les dernières compagnies n'arrivèrent que vers 2 heures. En ce moment la canonnade s'était sensiblement rapprochée
et on put se convaincre qu'elle avait lieu aux environs de Nuits. Immédiatement les compagnies
furent réunies et dirigées sur Aubigny, les premières purent arriver à l'abbaye de Cîteaux à la nuit
tombante, où elles durent s'arrêter, le silence s'é-

tant rétabli dans toute la plaine et le résultat de la lutte étant encore ignoré; des cavaliers avaient été envoyés sur Nuits dès les premiers coups de canon, aucun ne revint. Cremer avait à ses côtés plusieurs de nos éclaireurs, le commandant Wolowski, le lieutenant Daniszewski, aucun d'eux ne fut envoyé vers nous, dont l'arrivée en temps utile eût cruellement dérouté l'ennemi.

Nous apprîmes dans la nuit que le corps de Cremer se retirait sur Chagny et le lendemain matin les Prussiens rentraient à Dijon.

Le corps resta le 19 à Saint-Jean-de-Losne et se porta le 20 à Dôle menacé par les Prussiens, où il séjourna pendant quelques jours. La température commençait à éprouver les hommes, dont la plupart était fort peu habillés pour une campagne d'hiver.

Nous perdîmes à cette époque le brave capitaine Dautel[1], qui mourut des suites d'une ancienne blessure.

Le 27, une colonne prussienne ayant été signalée au passage du pont du côté de Pesmes, le corps franc se porta à Moissey et Pesmes.

---

1. Dautel était un vieil officier d'Afrique, retraité après une belle carrière; à la nouvelle de l'invasion, il avait repris les armes (A.-D.).

Les éclaireurs constatèrent qu'une colonne prussienne avait été vue du côté de Pesmes et que les Prussiens semblaient remonter vers le nord dans la direction de Gray.

A cette époque, quatre corps d'armée, sous les ordres du général Bourbaki, se préparaient à tenter un effort suprême pour dégager la ville de Belfort qui continuait son énergique résistance. Les premières colonnes étaient déjà arrivées à Besançon et le général de Werder commençait à évacuer Dijon et à se retirer entre Vesoul et Belfort.

Selon les ordres reçus, le corps passa, le 28, l'Oignon à Marnay et quelques compagnies furent portées en avant dans la direction de Gray. Les Prussiens, dans leur retraite sur Vesoul, faisaient étape à Gray, où, certains jours, la garnison descendait à 2,000 ou 3,000 hommes, et envoyaient des reconnaissances nombreuses sur Marnay et Choye. Le 30 au matin, la 2ᵉ compagnie rencontra à Cresancey et Velesmes les Prussiens, qui eurent quelques hommes hors de combat dont un prisonnier. Le même jour, la 10ᵉ eut une escarmouche à Velesmes.

Le lendemain, à Crésancey, le capitaine Boulay,

aidé du capitaine Godard[1] qui commandait les
chasseurs franc-comtois, repoussa de nouveau la
reconnaissance prussienne qui fit quelques pertes.

A Velesmes, le capitaine Ferry, avec les 15e
et 16e compagnies, délogea les Prussiens du bois
où ils étaient embusqués. Malheureusement, le
brave officier eut le bras fracassé par une balle,
et sa disparition de la lutte fut très fâcheuse.

Ces Prussiens formaient l'extrême arrière-garde
qui évacuaient Gray le jour même.

Le soir même, quatre compagnies entrèrent
dans la ville, où tout le corps se porta le 1er janvier ;
pendant la nuit du 31 au 1er, nos cavaliers allèrent
jusqu'à Dampierre tirer sur les postes ennemis.

On s'occupa immédiatement de rétablir le télégraphe et le chemin de fer d'Auxonne[2].

La marche des différents corps d'armée subis-
sait des retards fâcheux. Le commandant Nicolas
étant arrivé le 3 avec les mobilisés de la Haute-
Saône, le corps franc se mit en route pour occuper l'extrême droite de l'armée de l'Est et arriva

---

1. Aujourd'hui ingénieur en chef des ponts et chaussées à Alger.

2. Cette opération, dirigée par M. le lieutenant Mansuy, fut rapidement menée à bien par le sergent Guénon, secrétaire du colonel
et ancien employé de la Compagnie de l'Est.

à Clerval le 6, en passant par Bucey-lès-Gy le 3, par Cirey le 4, Luxiol le 5.

La route de Clerval à Pont-de-Roide était occupée par quelques détachements français et un bataillon de garde nationale mobile se trouvait seul à Blamont pour protéger l'espace entre le Doubs et la frontière suisse.

Le corps partit le 7 de Clerval, et marchant par Villars-sous-Écot traversa le Doubs à Bourguignon et arriva le 8 à Écurcey avec postes à Bondeval, Roche et Glay.

Les Prussiens occupaient les hauteurs en grande partie boisées qui forment la rive droite du Gland, ruisseau qui se jette dans le Doubs en amont du village d'Audincourt ; à Bondeval, se trouvait une compagnie franche de zouaves, à Roche, des forestiers et mobilisés du Doubs. Leurs sentinelles postées en face des sentinelles prussiennes, s'observaient et vivaient en assez bonne intelligence.

Pour connaître exactement les positions et les forces de l'ennemi, des reconnaissances assez fortes furent ordonnées sur tous les points du côté de Bondeval, où se trouvaient les 3e, 8e et 15e compagnies ; le capitaine Godard partit avec sa compagnie appuyée par la 3e qui occupa Seloncourt, obligea les postes prussiens qui étaient en avant de Vaudoncourt à se replier sur cette localité ; ses hommes arrivaient aux premières maisons lorsque les Prussiens appuyés d'une colonne de 700 à 800 hommes sortis de Vaudoncourt, reprirent l'offensive, les deux compagnies rentrèrent à Bondeval après avoir épuisé toutes leurs munitions, sans pertes sérieuses et ramenant un prisonnier.

Nous sûmes que le général de Debchitz devait se trouver aux environs de Beaucourt avec une dizaine de mille hommes éparpillés dans les villages avoisinants, dont plusieurs avaient les maisons et murs de clôture crénelés et couverts par de petits retranchements.

Les positions prussiennes nous dominaient et tous nos mouvements étaient aperçus. Nous résolûmes d'aborder le plateau en prenant pied à Abbévillers où ne se trouvaient pas habituellement les Prussiens qui, postés à Croix, surveillaient ce point par de fréquentes patrouilles.

Le 10 janvier, les 2ᵉ et 7ᵉ compagnies partirent de Glay, en se dirigeant sur Abbévillers, tandis que la 4ᵉ partait de Meslières pour y arriver par les Fourneaux.

Elles devaient se retrancher dans le village et

faire tous leurs efforts pour l'occuper. A peine y arrivaient-elles qu'une colonne de 700 à 800 Prussiens, précédée d'un détachement de cavalerie, sortit de Croix et s'avança sur Abbévillers.

La 2ᵉ s'embusqua dans les premières maisons et la 7ᵉ à sa droite en dehors du village, la 4ᵉ à sa gauche dans le cimetière. Cette dernière compagnie, assaillie avant d'arriver à son poste, ne montra pas une énergie suffisante.

Le feu s'engagea immédiatement. Les Prussiens mirent 3 pièces en batterie sur une petite éminence entre Croix et Abbévillers et à mille mètres de ce dernier. La 2ᵉ compagnie continua le feu sur l'infanterie. Le capitaine Salmon concentra le feu de ses tirailleurs sur les pièces ennemies qui durent reculer sur la lisière du bois. La 2ᵉ et la 7ᵉ se retirèrent lentement en faisant feu jusqu'au Rombois et de là sur Glay [1].

---

1. A la date du 11, le capitaine de la 15ᵉ écrivait : « Je suis bien pauvre en effets (pantalons, vareuses, souliers surtout). J'ai beaucoup de monde qui marchent pieds nus. Ces braves gens s'estropient et quelques-uns déjà ont été forcés de rester en route. Je me recommande à vous pour tâcher de soulager cette misère le plus possible. J'ai beau répéter que nos pères se battaient en 93 sans souliers ni sabots. Cela ne guérit pas leurs maux et il leur faut une bien grande force de volonté pour marcher quand même. Je ne remarque cependant pas de murmure, etc. » (*Note du colonel Bourras.*)

Dans ces engagements où les capitaines Boulay et Salmon firent preuve de coup d'œil, leurs deux compagnies n'eurent qu'un tué et 6 blessés assez grièvement. Le soir même, plusieurs compagnies furent installées au Rombois et aux Fourneaux pour faciliter une attaque nocturne [1].

Le lendemain 11 et le surlendemain 12, le corps occupa Bondeval, Hermoncourt, Meslières et Glay ; le plateau de Blamont à Tulay était gardé par les mobiles du colonel de Vezet [2].

Les Prussiens avaient évacué Abbévillers et des escarmouches eurent lieu en avant de Bondeval et dans le bois de la Charbonnière.

Le lendemain 13, selon les ordres reçus du commandant de l'armée de l'Est, toutes les compagnies

---

1. Les pertes de la 4e n'ont pu être exactement connues. Le sous-officier Feffer avait eu la poitrine traversée par une balle et fut laissé sur le terrain ; il fut recueilli et ramené à la vie par des paysans. (*Note du colonel.*)

M. Feffer est aujourd'hui commis dans les bureaux de la préfecture de police. Il avait été proposé pour la médaille militaire, mais le bruit de sa mort ayant couru, la proposition fut retirée. Après la guerre, il se présenta à son ancien chef, qui ne put obtenir pour lui cette juste récompense (A.-D.).

2. Les opérations se faisaient malgré 60 à 80 centimètres de neige. Les hommes, mal habillés, souffraient du froid excessif; tous les matins, en relevant les postes avancés, on était obligé d'envoyer

quittèrent leurs positions vers midi et marchèrent sur Croix, avec l'appui d'un bataillon de mobiles envoyé de Blamont et escortées de 5 obusiers de montagne.

La 15ᵉ et la 17ᵉ furent postées dans les bois situés entre Abbévillers et Vaudoncourt pour les fouiller et surveiller Dasle et Montbouton. Les autres compagnies se dirigèrent sur Croix en lignes de tirailleurs soutenues par le bataillon de gardes mobiles. Les postes prussiens placés dans le bois en avant de Croix se replièrent sur cette localité après une assez vive fusillade soutenue par les 10ᵉ, 8ᵉ et 6ᵉ compagnies.

Les 4 obusiers furent mis en batterie en face de Croix à environ 1,200 mètres et enga-

aux ambulances deux ou trois hommes ayant les pieds gelés. Les officiers montraient le meilleur exemple et les hommes, malgré les privations de toutes sortes, faisaient preuve de la meilleure volonté. A la date du 11, le capitaine Godard, un des officiers les plus vigoureux, écrivait :

« Mais tout le monde sentait que l'armée de l'Est s'approchait de Montbéliard et que le dénouement était proche et cachait soigneusement les défaillances.

« Néanmoins, malgré ces misères que les officiers de tous grades ne pouvaient soulager, mais qu'ils partageaient, les hommes étaient remplis d'abnégation et de dévouement et la discipline se maintenait intacte. » (Note du colonel.)

gèrent une lutte d'artillerie avec l'artillerie prussienne.

La canonnade se prolongea sans résultat apparent de 1 heure de l'après-midi à 4 heures du soir. Nos obus fusants ne produisaient aucun effet visible sur les maisons et sur les barricades que l'ennemi avait construites en fumier à tous les abords du village.

En ce moment, les 2ᵉ et 4ᵉ compagnies étant arrivées sur la lisière de la forêt du Rombois, engagèrent une vive fusillade avec des tirailleurs prussiens qui se déployaient sur notre gauche.

Ces tirailleurs furent refoulés dans Croix et nos tirailleurs tirèrent sur les pièces ennemies dont le feu se ralentissait sensiblement ; de notre côté, nous avions presque épuisé nos munitions d'artillerie, 600 à 700 obus. La nuit venait et les colonnes d'attaque se préparaient à marcher sur le village, quand une colonne prussienne venant de Saint-Dizier apparut sur la hauteur de Croix.

Devant ce déploiement, une attaque de vive force ne fut pas jugée possible, et les compagnies furent ralliées et ramenées sur Abbévillers.

Le temps était affreux, les hommes marchant dans le bois, à travers 60 à 80 centimètres de neige, souffraient beaucoup ; tous les jours l'effectif diminuait soit par le feu, soit par la maladie. Pendant cette journée, nous ne perdîmes que 6 hommes, dont un broyé par un obus qui l'atteignit au ceinturon ; ses camarades furent fâcheusement impressionnés de ce triste accident.

Chaque matin, en relevant les avant-postes, nous étions obligés d'envoyer dans les ambulances 2 ou 3 hommes ayant les pieds gelés.

4 compagnies restèrent à Abbévillers, les autres se mirent dans les villages en arrière pour avoir un peu de repos.

Le 14, les postes qui n'étaient distants que de 700 à 800 mètres tiraillèrent toute la journée.

Le 15, le capitaine Godard partit avec la 17e et la 18e pour attaquer Montbouton, laissant la 11e sur un petit plateau en arrière pour surveiller le village de Vaudoncourt ; le poste prussien fut assailli vivement et 1 homme fut ramené prisonnier[1]. Les Prussiens mirent 3 pièces en batterie. Nous

---

1. Le poste prussien, dont on put s'avancer à 50 pas, fut surpris et tué à l'exception d'un seul qui put se sauver ; l'ennemi plaça quelques canons entre Dasle et Montbouton. Les deux compagnies des Pyrénées montrèrent de la bravoure et la 2e fut éprouvée et eut 1 homme tué et 3 blessés assez grièvement (tué, Ribeil ; blessés, Barrère, Cougost, Gubillon). [*Note du colonel.*]

eûmes 1 homme tué et 3 hommes blessés grièvement.

Les Prussiens durent subir des pertes sérieuses, car les « Pyrénées » les prenaient à revers dans le cimetière.

Pendant toute la journée, on avait entendu une forte canonnade du côté de Montbéliard. Nous sûmes par le télégraphe du Pont-de-Roide que l'armée de Bourbaki avait enlevé Montbéliard, moins le château, et que l'attaque recommencerait le lendemain.

Le 16, dès le matin, nous apprîmes que l'attaque de Montbéliard n'avait pas réussi, les postes prussiens à 800 mètres du village furent renforcés et nous nous attendîmes à une attaque. Tout le monde prit son poste de combat derrière de petites barricades qui furent établies en hâte.

Les sentinelles se contentèrent de tirer quelques coups de fusil. Enfin, aucune attaque ne paraissant avoir lieu, le capitaine Grillet, commandant la 5ᵉ, reçut l'ordre d'aller sonder le village de Vaudoncourt, la 3ᵉ devait appuyer ses flancs.

A 2 heures, la 5ᵉ compagnie prenait position dans le bois de Hamont, déployée en tirailleurs, la 1ʳᵉ section à droite et la 2ᵉ section à gauche du ravin. Arrivée à la lisière de la forêt, à 50 ou 100 mètres du village, elle fut assaillie par une fusillade nourrie partant des maisons et du retranchement à laquelle elle répondit bravement.

Le combat dura jusqu'à la nuit et la compagnie rentra à Abbévillers ramenant 6 blessés dont 1 fort gravement.

Pendant le combat se passait un épisode qui faillit prendre une certaine importance. Dans la matinée, quelques bons tireurs avaient demandé la permission d'user quelques cartouches contre des groupes ennemis qui se montraient à un millier de mètres.

La permission leur ayant été accordée, ils en avaient profité pour démonter un cavalier en sentinelle, et cette escarmouche semblait terminée, lorsqu'un Polonais de la 6ᵉ compagnie, le nommé Brozowski, sortit en rampant et, s'approchant du poste ennemi par bonds et en poussant des cris sauvages, se mit à tirer d'une façon probablement fort gênante, car le poste ennemi sortit rapidement et allait s'emparer de notre homme qui venait d'avoir le bras fracassé d'une balle, quand les francs-tireurs, qui regardaient la scène des premières maisons d'Abbévillers, sortirent préci-

pitamment, engagèrent la fusillade et repoussèrent
le poste dont la maison fut brûlée.

Le capitaine Pistor était à la tête d'une vingtaine d'hommes qui se grossirent successivement
et arrivèrent jusqu'aux premières maisons de Croix
qui furent même un instant abandonnées par l'ennemi. La nuit arrivant et la fusillade redoublant,
on fut obligé de faire sortir 4 ou 5 compagnies qui
rallièrent facilement les gens en avant, non sans
avoir dans les ténèbres quelques hommes blessés.

Le 17, nous n'avions aucune nouvelle de l'armée de l'Est, et l'augmentation des forces prussiennes autour de nous ne nous présageait rien
de bon, et nous invitait à une grande vigilance.

Toutes les compagnies furent tenues sur la dé-
fensive et occupèrent Hérimoncourt, Abbévillers
et Glay. Ces dernières ayant l'ordre de se porter
sur celui de ces deux points qui serait attaqué.

Le capitaine Godard, commandant à Abbévillers, envoya vers 10 heures quelques cavaliers
sonder les bois dans la direction de Croix et de
Vaudoncourt. En arrivant près de la lisière, ils
furent reçus par une fusillade rapprochée et l'un
d'eux reçut le coup mortel et tomba de cheval;
dans l'impossibilité d'aller chercher le cadavre,

en présence des embuscades, on dut amener deux pièces pour fouiller la forêt et, sous la protection de ce feu, quelques jeunes gens de la Haute-Saône, s'offrant volontairement pour cette besogne périlleuse, purent heureusement rapporter le cavalier et ramener le cheval.

Cette canonnade nous fut très fâcheuse pour la journée du lendemain, car nous ne pûmes remplacer les munitions employées qui nous firent grande faute.

Le soir, les compagnies furent ainsi cantonnées : la 1re (de Perpigna), la 3e (Offbourg), les 2 compagnies des Pyrénées (Olszewski), la 14e (Cottin) et la 15e (Godard), à Abbévillers.

Les 2e, 7e, 8e et 10e, à Hérimoncourt; la 4e et la 16e, aux Fourneaux ; la 5e et la 6e, à Glay, étaient à Meslières et à Glay, avec ordre de se porter à Abbévillers au son du canon.

Dès le 18 au matin, l'état-major quitta Glay, très anxieux de la retraite de l'armée de l'Est dont on connaissait la triste réalité, passa à Hérimoncourt vers 11 heures, recommandant à tous une grande surveillance, en prévision d'une attaque certaine, et s'engageant au grand trot dans le chemin creux qui conduit à Abbévillers, arriva dans

cette dernière localité au moment précis où les
Prussiens, postés à 1,000 ou 1,200 mètres, com-
mençaient à bombarder les premières maisons.
Chacun se précipita à son poste, et le combat s'engagea immédiatement. Déjà sept ou huit maisons
étaient en flammes, et les Prussiens, formés en
bandes de tirailleurs soutenus par des pelotons,
s'avançaient vivement sur le village de trois côtés.

Nos hommes, abrités derrière les barricades,
engagèrent une vive fusillade, et nos deux pièces
d'artillerie firent feu sur la colonne prussienne
qui cherchait à tourner notre droite vers la frontière suisse. Cette colonne s'arrêta et ne nous
causa plus d'inquiétude.

Dès le commencement du combat, un cavalier
nous informait que Hérimoncourt était au pouvoir
des Prussiens; notre gauche était complètement
découverte, et le capitaine-ingénieur Godard, qui
voulut s'assurer du fait, trouva le chemin occupé
par l'ennemi et faillit être pris.

Nos quatre compagnies d'Hérimoncourt, assail-
lies à l'improviste et en nombre supérieur, ne présentèrent pas une résistance suffisante et, par un
fâcheux accident, les mobilisés de Tulay et Roche
leur tuèrent et blessèrent quelques hommes pen-

dant que les officiers cherchaient à rétablir le combat sur les hauteurs en arrière d'Hérimoncourt.

Au centre et à la droite, les 1re, 3e, 14e et 15e
(capitaines Godard, de Perpigna, Hoffbourg, Cottin) soutenaient une fusillade meurtrière et arrêtaient l'ennemi.

A notre gauche, que la prise d'Hérimoncourt
découvrait complètement, les deux compagnies
des Pyrénées qui garnissaient les deux petits re-
dans construits sur la hauteur, reçurent l'ordre
de ployer légèrement une partie de leurs derniers
hommes pour surveiller le chemin d'Hérimoncourt. Cet ordre, mal communiqué ou mal compris
dans la chaleur de l'action, causa un certain trouble dans les compagnies qui abandonnèrent leurs
positions en se repliant sur le village qu'elles fran-
chirent en désordre. L'ennemi arrivant aussitôt
sur les hauteurs et dans le cimetière, fit un feu
très dangereux sur les défenseurs des barricades
qui n'étaient plus défilées. Le capitaine Godard,
qui se trouvait de ce côté des barricades, eut en
un instant son lieutenant tué et 12 hommes tués
ou blessés grièvement. La 16e, qui était arrivée des
Fourneaux, ne put rétablir le combat et, pendant
que les compagnies de droite tenaient bon, le

trouble s'emparait des compagnies de la gauche,
qui purent enfin être ralliées à 800 mètres en arrière, grâce à l'énergie des officiers qui, le colonel
en tête, mirent à la main sabre et pistolet pour
faire reformer les pelotons.

En ce moment arrivaient en bel ordre la 5ᵉ et
un peu après la 6ᵉ compagnie.

Les deux compagnies des Pyrénées descendirent par les Fourneaux sur Meslières pour protéger la retraite par Glay, et pendant que les
compagnies se formaient sur deux rangs pour
former les soutiens, la 5ᵉ se déployait tout entière
en tirailleurs, appuyée sur sa gauche par une section de la 16ᵉ et soutenue en 2ᵉ ligne par la 3ᵉ.
Pendant les préparatifs faits sous le feu de l'ennemi, nous apercevions une colonne prussienne
à Roche prête à nous fermer la retraite si elle
s'emparait de Blamont. D'un autre côté, nous ne
pouvions en plein jour battre en retraite et tra-
verser le ravin de Glay en présence d'un ennemi
à nos trousses. L'ordre de marcher en avant fut
donné, et les compagnies déployées en tirailleurs
au son des instruments et de chansons patrio-
tiques se précipitèrent avec le plus grand entrain
sur Abbévillers.

Les Prussiens cédèrent devant cette attaque, évacuèrent le village en flammes et une vive fusillade s'établit par-dessus les maisons de deux hauteurs opposées. La nuit étant arrivée, les tirailleurs furent rappelés, et les troupes formées en ordre parfait, après avoir envoyé à l'ennemi les deux derniers coups de mitraille qui nous restaient, nous descendîmes à Glay, sans être inquiétés et couverts par une compagnie d'arrière-garde.

Les six compagnies qui avaient soutenu le choc à Abbévillers avaient montré une grande ténacité, avaient perdu 53 hommes tués ou blessés laissés sur le terrain. Le capitaine Godard avait eu son lieutenant tué, le brave Ferrier, cité les jours précédents pour sa brillante bravoure. Les capitaines de Perpigna, Hoffbourg, Cottin avaient parfaitement dirigé leurs hommes au feu. Le capitaine Grillet nous rendit les plus grands services par la rapidité de sa marche depuis Glay, et par la belle attitude de sa compagnie marchant à l'attaque en ligne de tirailleurs [1]. Le lieutenant Mar-

1. La section du lieutenant Mansuy marchait en tête. Cet officier fut proposé pour la croix par le colonel Bourras ; cette proposition n'a pas été suivie d'effet. M. Mansuy, aujourd'hui inspecteur principal

quiset, renversé et contusionné par un obus, se
remit bravement derrière sa barricade en fumier,
et usa ses dernières cartouches. Le capitaine d'é-
tat-major Pistor fut brillant d'entrain et de sang-
froid.

La 3e compagnie va à Blamont chercher des
munitions d'artillerie laissées par les mobiles et
les éclaireurs poussent jusqu'à Roche.

Le corps était extrêmement fatigué et à la
nouvelle de l'arrivée d'un bataillon de mobiles
venant de Saint-Hippolyte, il se mit en mesure
de passer le Lomont et de gagner Saint-Hippolyte en passant par Montécheroux et Chamesol.

Les 20 et 21, à Saint-Hippolyte; on laisse reposer les troupes.

Sur l'invitation faite par le général commandant
le 24e corps de l'armée de l'Est, qui se trouvait le
21 au Pont-de-Roide, les compagnies franches se
mirent en marche le 22 et occupèrent le même

de la Compagnie de l'Est, appartenait déjà à cette Compagnie. C'est
à son initiative et à son dévouement que l'on dut l'enlèvement du
matériel laissé dans la gare de Metz. Quand le réseau fut aux mains
de l'ennemi, il demanda l'autorisation de s'enrôler et entra dans le
corps franc des Vosges, où il a rendu des services signalés (A.-D.).

jour Villars-lès-Blamont avec ordre de surveiller
la frontière suisse, que les gardes mobiles com-
mençaient à franchir en désertant avec armes et
bagages, et d'occuper Dannemarie. A Glay et Blamont sont cantonnées des compagnies de régiments de marche.

A notre arrivée, un sous-officier de la 16ᵉ,
nommé Barabino, demanda à faire une reconnaissance à Abbévillers, où il avait laissé quelques
effets ; quelques coups de feu furent tirés sur une
patrouille prussienne qui sortait du village, un
ennemi tomba, mais pendant que le sous-officier
le dépouillait de ses armes, il fut lui-même tué sur
le cadavre.

A la nuit tombante, un vif engagement a lieu à
Glay, où se trouve une compagnie d'un régiment
de marche et où se porte en toute hâte la 10ᵉ compagnie : l'ennemi est repoussé avec pertes sensibles. La compagnie de marche reçoit l'ordre de se
replier sur Blamont et la 10ᵉ rentra à Dannemarie.
Toutes les compagnies restèrent sous les armes
autour des feux à Villars-lès-Blamont.

Le 24 au matin, nos éclaireurs qui battaient les
environs nous apprirent que le 24ᵉ corps avait complètement disparu. La 10ᵉ compagnie fut immé-

diatement rappelée de Dannemarie, et pour être
prêts à toutes les éventualités, nous prîmes position de combat autour de Villars, l'artillerie en
arrière sur la pente du Lomont, route de Chamesol. Nos hommes allèrent à Blamont et à Roche
chercher des sacs de vivres et des munitions abandonnées et la journée se passa sans incident ; la
nuit, quelques coups de fusil furent tirés et les compagnies durent prendre les armes et bivouaquer
comme la veille.

Dès le 25 au matin, ne voyant plus de troupes
sur notre gauche, et les Prussiens menaçant de
nous tourner, les préparatifs de départ furent
ordonnés ; une reconnaissance fut envoyée sur
Blamont. A peine y arrivait-elle qu'une colonne
ennemie, sortant de Roche, engagea la fusillade
avec elle. L'ennemi mit 3 pièces en batterie à
200 mètres de Blamont et tira sur les éclaireurs
à cheval et les tirailleurs. La colonne en route sur
les pentes du Lomont s'arrêta. Nos deux pièces
furent mises en batterie, l'ennemi gardant sa position, l'engagement prit fin. Vers 2 heures nous
apprîmes l'occupation de Pont-de-Roide et nous
nous acheminâmes vers Chamesol où nous arrivâmes à la nuit.

26, à Chamesol.

27, à Saint-Hippolyte tout le corps, sauf la 10ᵉ qui reste à Chamesol.

L'armée de l'Est avait continué son mouvement de retraite, et nous nous trouvions tout à fait en pointe.

A cette date, le général commandant à Besançon écrivait : « L'armée se décide à quitter les plateaux. Vous allez donc, bien malgré moi, vous trouver tout à fait en l'air et vous pouvez être coupé de nous ; prenez toutes vos précautions en conséquence, occupez des points où vous soyez à l'abri des attaques, vivez sur le pays, on fera un rappel de solde à votre retour, éclairez-vous comme il faut dans notre direction et tâchez de nous rallier avec tout votre monde ; l'armée est pour quelques jours encore sur les plateaux, essayez de gagner Morteau ; en vous serrant du côté d'Ornans, vous pourrez rentrer. »

Le 28, tout le corps était rassemblé à Saint-Hippolyte ; mis au courant de la situation, mais plein d'énergie et de confiance en ses chefs, il montra la meilleure attitude et fit ses préparatifs pour partir le lendemain.

28, à Russey et villages avoisinants.

29, à Morteau où dans la soirée nous apprîmes l'armistice.

Le 30, les compagnies furent réunies par les capitaines, et diverses revues furent passées. Le colonel, inquiet de ne pas voir fixer les lignes de démarcation que comporte tout armistice, envoya des éclaireurs à cheval sur toutes les routes et apprit la marche continue de l'ennemi ; il envoie un officier à Pontarlier et il apprend dans la matinée les doutes qui s'élèvent sur la valeur de l'armistice. Le matin du 31, il envoie des officiers de cavalerie sur les routes de Russey et de Fuans pour parlementer avec l'ennemi. Le général de Debschitz, qui arrivait à Russey, voulut bien ordonner un repos de deux heures.

En même temps, le télégraphe de Pontarlier nous informe que l'armistice n'est pas applicable à l'armée de l'Est. L'ordre de départ est immédiatement donné et les compagnies se mettent en marche à 2 heures, arrivent aux Gras à 7 heures du soir[1]. Nous repartons le soir même à minuit et arrivons au point du jour aux premières maisons

---

1. Une partie aux Gras, une partie aux Allemands Marche excessive et fatigante. (*Note du colonel.*)

de Pontarlier, nous apprenons que le passage en
Suisse est décidé ; la route est encombrée de voitures et de troupes.

Le colonel donne l'ordre de se remettre en
marche, sans attendre deux compagnies en retard
et qui, malheureusement, perdirent nos traces et
suivirent le mouvement de l'armée en Suisse.

La colonne put arriver avec la plus grande difficulté, en coupant hommes et voitures, jusqu'au
delà de la Cluse à l'endroit des Petits-Fourgs. Nous
voyons revenir par cette route des régiments
entiers de cavalerie dont les généraux nous as-
surent que Chaux-Neuve et même Mouthe sont
occupés.

A la vue de ce navrant spectacle, une vive dou-
leur s'empara de nous ; nous voyions tomber la
dernière armée de notre pays, qui restait désarmé
devant un impitoyable ennemi.

Doutant encore de ce qui nous était assuré, et
nous rattachant à la dernière lueur d'espoir, les officiers furent réunis, et tous, se faisant l'interprète
de leurs hommes, sont d'avis d'essayer de s'ouvrir
un passage par Mouthe, et de rentrer dans notre
pays les armes à la main. On put trouver quelques
pommes de terre qui, avec quelques biscuits pris

sur la route de la Cluse, durent contenter tout le monde.

Quelques officiers, entre autres MM. de Lisac et Marquiset, s'offrirent avec le plus grand dévouement à aller aux nouvelles dans toutes les directions et surtout du côté de Mouthe. Vers 9 heures du soir, nous apprîmes que Mouthe n'était pas occupé, et qu'il n'était pas même certain que Chaux-Neuve le fût.

Le départ fut fixé à minuit. Les hommes furent rassemblés à 11 heures du soir et, après un vigoureux ordre du jour lu aux troupes qui connurent pleinement la situation, ces braves gens se remirent en marche, marchant l'un derrière l'autre dans le plus grand silence, tous les officiers à pied, leurs chevaux ayant été mis à la disposition des hommes blessés, arrivèrent à Mouthe le 2 février, aux premières lueurs du jour. Là se trouvaient 300 ou 400 zouaves du régiment de marche qui ne tardèrent pas à nous suivre. Après un repos de quelques minutes, la colonne se remit en marche sur Chaux-Neuve où est le point de croisement des routes de Chapelle-des-Bois et des Planches.

A la distance de 1 à 2 kilomètres, les 50 à 60

cavaliers qui nous restaient furent formés en pelotons et reçurent l'ordre de fondre sur le village, et de s'emparer à tout prix d'une maison.

A l'arrivée de nos éclaireurs, 3 ou 4 cavaliers ennemis qui se trouvaient dans le village se retirèrent en toute hâte, à Châtel-Blanc, à 2 kilomètres de là.

Les compagnies, en arrivant dans le village, se formèrent sur deux rangs pour permettre à la queue d'arriver. Dès que nous vîmes la tête des zouaves, la colonne repartit pour Chapelle-des-Bois où elle arriva vers 2 heures.

Les hommes étaient exténués de fatigue ; craignant que les compagnies de grand'garde ne se livrassent au sommeil, malgré le voisinage de l'ennemi posté à Foncine, on fit appel à leur bonne volonté, et après quelques heures de repos, nous nous remîmes en marche, en passant par le mont Risou, sur Bois-d'Amont où nous arrivâmes vers 11 heures du soir.

L'entreprise de délivrance était menée à bonne fin et sur les figures fatiguées apparaissait un profond contentement.

Les billets de logement furent distribués vers minuit à la lumière de nombreuses lanternes. Il nous sera difficile d'oublier la profonde joie que reflétaient les figures fatiguées et amaigries de ces braves gens qui paraissaient remercier leurs officiers de leur avoir épargné le triste sort de leurs camarades.

Le 3 février, les hommes se reposèrent de leurs fatigues.

Le 4, à Gex.

Le 6, à Saint-Rambert.

7 et 8, exercice à Saint-Rambert.

9, cantonnement à Trévoux.

Le 24 mars, le licenciement fut commencé et terminé le 1er avril.

Le 26 mars, le général Crouzat donnait l'ordre de partir pour Saint-Étienne où le préfet et plusieurs citoyens avaient été assassinés.

Les compagnies étaient ou parties ou désarmées ; le colonel partit dans la nuit avec une soixantaine de cavaliers qu'il avait sous la main.

Il arrivait dans l'après-midi du 27 à la caserne où se trouvait le général Savoye.

Le 28 au matin, l'hôtel de ville fut occupé par les troupes sans coup férir et, le 28 au soir, le détachement se rembarquait pour Trévoux où il arrivait ; le 31 mars, le colonel était appelé au commandement des gardes nationales du Rhône, et les opérations du licenciement étaient terminées le 1er avril.

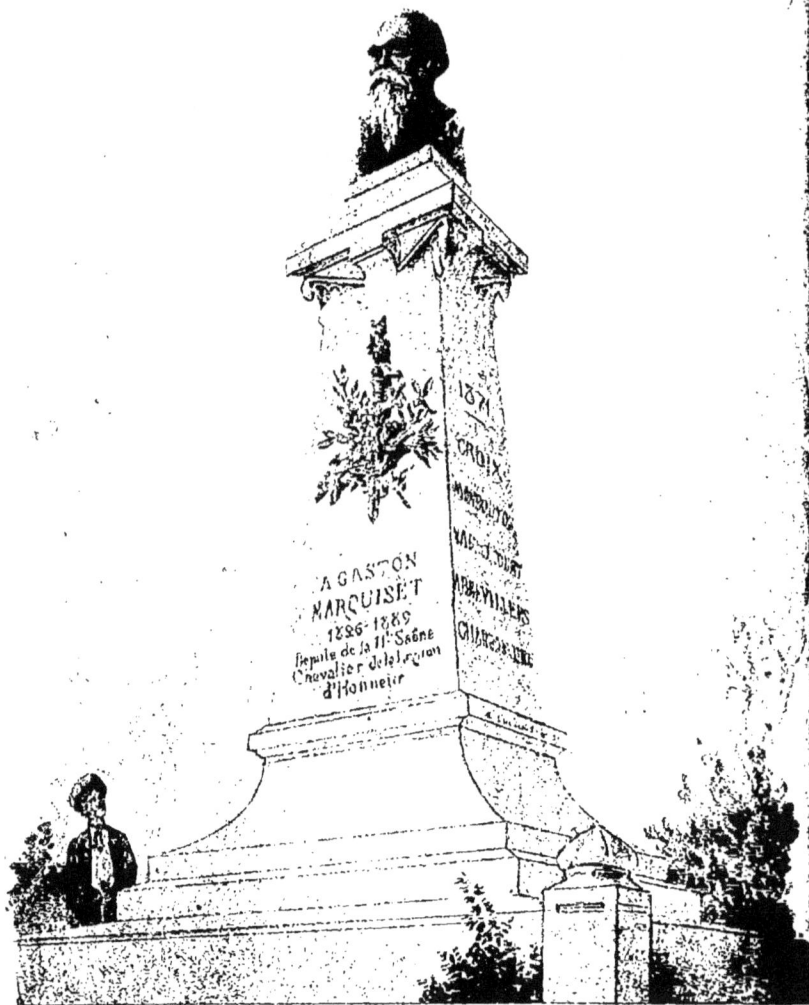

LE MONUMENT DE GASTON MARQUISET

A SAINT-LOUP-SUR-SEMOUSE

III

LE LIEUTENANT MARQUISET

———⟫⟨⟪———

Le lieutenant Marquiset est le troisième officier du corps franc auquel un monument aura été élevé, les deux autres sont ceux du capitaine Dautel dont le corps a été transporté à Pulligny, son village natal, et du colonel Bourras.

Marquiset, nous l'avons déjà dit, fut le bras droit du colonel Bourras. Un de nos camarades du corps franc, qui fut son collaborateur actif auprès de notre chef, a écrit sur le rôle militaire de ce vaillant citoyen une notice émue qu'on lira avec le plus vif intérêt, dans laquelle il a tenu à rappeler ce que Gaston Marquiset a été comme lieutenant de la compagnie de la Haute-Saône, dans son rôle d'officier et de franc-tireur payant de sa personne et ce qu'il est devenu dans le corps franc par les services spéciaux qu'il a rendus et par l'intime amitié qui l'a uni au colonel Bourras.

I

Gaston Marquiset était lieutenant de la compagnie franche de la Haute-Saône, compagnie formée par la Société de tir de Luxeuil qui, en 1866, à la suite des affaires du Luxembourg, avait reçu, par décret impérial, un semblant d'organisation militaire.

S'il est vrai que *tant vaut le chef, tant vaut la troupe,* il faut aussi qu'à la tête d'une troupe de composition spéciale se trouvent des chefs ayant les aptitudes nécessaires pour la bien commander.

Parmi les sous-officiers de la compagnie on peut citer :

Sergent-major : de Lisac, président du tribunal de Lure ;

Fourrier : Griffond, juge du tribunal de Lure ;

Sergents : Ferrand, procureur à Pontarlier ; Gevrey, substitut du procureur général à la Réunion ; Elliot, ingénieur des mines à Ronchamps.

Parmi les simples fusiliers de 2° classe :

Le capitaine en retraite Magny, âgé de plus de 60 ans ;

Le docteur Gevrey, conseiller général, père du sergent Gevrey ;

Bourdault (de Vesoul) ;

Le vénérable vétéran Tuaillon, qui lui aussi avait depuis longtemps dépassé la soixantaine ;

Les deux jeunes Ménard, dont l'aîné fut reçu à l'École polytechnique en 1872.

A ce noyau, emprunté à la Société de tir de Luxeuil, vinrent s'adjoindre des volontaires du pays, trop âgés ou trop jeunes pour être appelés par la loi à faire partie de l'armée active, ouvriers des champs ou artisans, presque tous chasseurs et excellents tireurs.

Leurs chefs nommés par décret étaient :

Le capitaine de Perpigna, maire de Luxeuil ;

Le lieutenant Gaston Marquiset.

Gaston Marquiset ne fut pas seulement le lieutenant de sa compagnie, il eut à en exercer le commandement pendant une courte absence du capitaine et à différentes reprises fut chargé par le colonel de petites expéditions dans lesquelles il fit montre de réelles qualités de commandement.

Le maniement d'une troupe composée comme nous l'avons indiqué plus haut, n'était certes point chose facile : devant ces francs-tireurs à l'intelligence cultivée, avides de connaître le pourquoi de chaque manœuvre ou opération, il ne fallait pas commettre une faute. A ces hommes habitués pour la plupart à tout le confortable que donne la fortune, on pouvait demander tous les sacrifices, mais il ne fallait pas imposer des souffrances ou des privations inutiles.

Gaston Marquiset, antérieurement déjà l'ami de presque tous, était bien le chef capable de les commander. Sous le rapport de l'éducation, de l'intelligence, du savoir, de la noblesse des idées et du caractère, il était au moins l'égal des plus distingués.

Bien qu'il eût renoncé à la carrière militaire, il avait continué depuis l'époque lointaine de son admission à l'École, à étudier les choses de la guerre parallèlement avec tous les progrès des sciences : au mois de septembre 1870 il se trouva le seul dans toute la ville d'Épinal qui connût la dynamite. Ce fut lui qui procura les premiers 500 kilogr. aux officiers du génie, chargés de la défense des Vosges, et ce fut lui aussi, soit dit en passant, qui paya de ses deniers, après la guerre, ce premier approvisionnement dont la livraison n'avait pas été constatée par des pièces comptables réglementaires.

Pendant toute la durée de la campagne, personne ne s'est plus prodigué que lui, personne ne s'est plus entièrement consacré aux besoins de ses inférieurs ; non content d'abandonner sa solde aux hommes nécessiteux de sa compagnie, il y ajoutait encore largement de ses ressources particulières.

Aussi parmi les francs-tireurs de la Haute-Saône n'en était-il aucun qui pût s'étonner d'être le subordonné de Gaston Marquiset, bien plus qui ne fût heureux de l'avoir pour chef. Merveilleux tireur, marcheur infatigable, d'un courage et d'un sang-froid admirables pendant le combat, il était partout le premier parmi les meilleurs.

Que de fois, sous un feu des plus vifs, on l'a vu changer une aiguille cassée et n'avoir cure de s'abriter. Avec le chassepot,

les détériorations de l'arme étaient assez fréquentes et un
petit nombre de gradés seulement possédaient des pièces de re-
change ; il s'asseyait par terre, étalait sa trousse sur ses genoux
et procédait au démontage et au remontage de la culasse mobile sans avoir l'air d'entendre les balles qui sifflaient à ses
côtés.

Si braves que fussent ces Comtois dans l'attaque, ils étaient
surtout superbes dans la retraite. La marche en avant s'effec-
tuait d'une façon méthodique et simple : avec la supériorité du
chassepot sur le Dreyse et grâce à un tir d'une précision re-
marquable, on trouvait le terrain largement déblayé par le feu,
et il n'y avait plus qu'à aller occuper la position que l'adver-
saire était contraint d'abandonner.

Mais, quand la retraite s'imposait, quand, pressé par le nombre, on devait reculer devant les formations serrées d'un ennemi impatient d'arriver à l'assaut et au corps-à-corps pour
mettre fin à cette fusillade qui le decimait, c'est alors qu'il fallait voir ces vieux chasseurs comtois, le dos voûté, concentrés
dans leur colère, marchant d'un pas pesant, cédant le terrain
pied à pied, mais faisant à chaque instant tête au vainqueur
qu'ils tenaient en respect par quelques décharges bien ajus-
tées.

Jamais il n'y eut là de débandade, jamais une retraite préci-
pitée, et c'était toujours avec les derniers petits paquets, parmi
les plus obstinés lutteurs, que se trouvait Marquiset : une
chance providentielle a pu seule le préserver dans vingt occasions où il exposa audacieusement sa vie.

Bien qu'officier, il portait un fusil et son approvisionnement
en cartouches était toujours tenu soigneusement au complet
réglementaire de neuf paquets. Il en usait sobrement d'ailleurs,
— ces gens-là n'ont pas gaspille les munitions de la France.
Au premier engagement, celui qui se livra entre Celles et Raon-
l'Étape, au confluent du ruisseau de Pierre-Percée et de la Plaine,
Marquiset tira trois cartouches ; l'une d'elles fut consacrée au
cheval blanc du capitaine allemand, à ce beau cheval bien
nourri et encore bien soigné du début de la guerre, dont la
robe miroitante sous le soleil d'automne avait particulièrement
attiré les regards et l'attention de l'artiste, du peintre. Le che-

val et son cavalier furent culbutés, et ce jour-là les échos des Vosges répétèrent au loin les accents plaintifs de la retraite allemande.

Le 18 janvier, au combat d'Abbévillers, qui fut pour le corps franc l'un des plus chauds de toute la campagne, Marquiset consomma ses neuf paquets, soit 81 cartouches, et peut-être quelques autres en plus : personne n'a compté les victimes.

Ce genre de guerre était une sorte de chasse à l'homme, mais avec réciprocité, un duel de chaque jour. D'un côté, il y avait la supériorité de tir ; de l'autre, celle du nombre : le danger était égal. Mais il faut dire que ces hommes paisibles qui avaient pris le fusil pour défendre leurs foyers contre l'invasion, faisaient la guerre comme on doit la faire avec la haine implacable de l'étranger. Ils apportaient dans leurs sentiments et dans leurs actes la ténacité de la race comtoise, et le combat était pour eux l'occasion ardemment recherchée de venger toutes les souffrances qu'ils étaient obligés d'endurer.

Pendant l'occupation prussienne, la chasse fut interdite. Lorsque le territoire fut redevenu libre, la poursuite et la destruction d'un gibier sans défense ne sembla plus qu'un plaisir d'enfant à ces vieux soldats. Marquiset fit presque un effort en décrochant son fusil et il écrivait à un de ses amis : « La chasse au sanglier n'a plus d'attrait, après celle que nous avons faite. »

II.

Ce n'était point seulement par l'excellence de son tir que la compagnie de la Haute-Saône avait une valeur exceptionnelle, c'était aussi par les éléments instruits qu'elle renfermait, particulièrement aptes à tous les services de guerre.

Avant que les éclaireurs à cheval fussent organisés, les francs-tireurs de la Haute-Saône furent constamment envoyés en reconnaissance à grandes distances, soit en armes jusqu'à la rencontre de l'ennemi, soit sous déguisement avec mission de pénétrer jusque dans ses cantonnements. La connaissance complète du pays et les relations personnelles qu'ils avaient dans les différentes localités leur facilitaient ces explorations.

Jusqu'à la fin de la campagne ils y furent employés concurremment avec la cavalerie. Le président de Lisac entre autres accomplit plusieurs missions particulièrement dangereuses : ce fut lui, après trois jours de combat devant Gray, qui entra tout seul dans la ville le 31 décembre au soir, à la suite des Prussiens qui l'évacuaient en toute hâte, y laissant 70 blessés à l'hôpital. Le corps franc n'y entra que le lendemain 1er janvier.

Mais nul plus que le lieutenant Marquiset ne fut chargé des missions à la fois plus délicates et variées. Dès le début de la guerre il s'était employé et avait réussi non sans peine à obtenir du général commandant à Besançon que la compagnie fût armée de chassepots.

Les reconnaissances les plus importantes ont été :

Dans la nuit du 16 au 17 août, de Lure sur Luxeuil.

Le 27 octobre, de Saint-Vit sur Marnay.

Le 10 novembre, de Fraisans sur Dôle.

Le 18 novembre, de Seurre sur Arvillars.

Enfin du 2 au 4 février 1871 ce fut lui qui reconnut l'itinéraire pour la traversée du Mont-Risoux, de Mouthe à Gex, par des sentiers recouverts d'un mètre de neige fraîchement tombée.

Les renseignements qu'il rapportait étaient toujours complets et sûrs.

Il conquit immédiatement la confiance et bientôt la plus entière amitié du colonel Bourras. Celui-ci en eût volontiers fait tout de suite son chef d'état-major et eût pris dans la compagnie de la Haute-Saône quelques collaborateurs immédiats pour son état-major, mais de tous ces francs-tireurs, gradés ou non, auxquels des fonctions spéciales furent offertes, aucun ne consentit jamais à quitter sa compagnie.

Aussi cette troupe d'élite était-elle presque toujours cantonnée dans la même localité que le chef du corps franc. Les autres compagnies étaient quelque peu froissées de cette préférence et elles le marquèrent en baptisant les francs-tireurs de la Haute-Saône du nom de *Cent Gardes.*

Marquiset eut donc de suite dans le corps franc une situation prépondérante bien que dénuée de caractère officiel, et cette situation ne fit que s'accroître avec le temps. Il devint le confident sûr du colonel Bourras et parfois son conseiller. Quand celui-ci partit pour Lyon où l'appelait un ordre de Gambetta, il se fit accompagner par Marquiset (12-15 décembre 1870).

Le soir, après les opérations de la journée, combats ou marches, pendant ces longues nuits d'hiver dont peu d'heures seulement étaient consacrées au sommeil, c'étaient les charmantes causeries de Marquiset qui faisaient oublier les peines morales et physiques que tous enduraient ; la conversation avec lui prenait toujours un tour élevé, fin, agréable, plein de philosophie et d'humour qui reposait des lourdes et tristes responsabilités du moment. Son esprit était toujours gai, amusant et son jugement toujours pratique et juste. Racontant la prise du clos Vougeot dans lequel les Prussiens étaient retranchés et où ils furent assaillis par les francs-tireurs qui s'élancèrent du haut des collines enveloppantes, « c'était comme au cirque », écrivait-il le soir même.

A propos du combat de Wissembourg, un jeune officier qui y avait participé déplorait que la présence d'un bataillon d'infanterie de la division Douay installé le 3 août au soir dans la ville eût provoqué le bombardement du lendemain 4 août ; mais lui, jugeant bien la situation, et appréciant à sa valeur l'importance d'un tel point d'appui sur la ligne de bataille, répondit : « Si le succès de la journée en avait dépendu, on aurait peut-être bien pu faire brûler la ville tout entière. »

Le temps qu'il consacrait au colonel Bourras ne diminuait en rien sa sollicitude pour ses francs-tireurs. Après la revue d'honneur du 17 mars 1871 qui marqua le licenciement du corps franc, la compagnie de la Haute-Saône versa ses armes et ce fut sous le commandement de leur lieutenant que les francs-tireurs rentrèrent dans leurs foyers. Ces braves portaient fièrement leur uniforme, ils donnaient une dernière preuve de leur vigueur en faisant des étapes de près de 80 kilomètres.

Quelques jours étaient à peine écoulés, et ses affaires remises en ordre à Fontaine que Marquiset se hâtait de rejoindre à Lyon son ancien chef, appelé avec le grade de général au titre auxiliaire, à prendre le commandement des gardes nationales du Rhône. Là encore, dans cette situation plus politique que militaire, si difficile et si périlleuse, il fut pour Bourras un ami fidèle, le collaborateur dévoué de tous les instants.

Pendant toute la campagne il n'avait point été question de récompenses, d'avancement, de décorations au corps franc des Vosges. Vers la fin des opérations, le Gouvernement de la Défense nationale nomma Bourras officier de la Légion d'honneur et accorda plusieurs croix de chevalier au corps franc : l'une des premières fut pour Marquiset. Une approbation unanime ratifia cette distinction, car ce n'est pas une fois, mais dix fois, qu'il l'avait méritée.

Après la guerre, la maison de Marquiset à Fontaine-lès-Luxeuil devint le centre où se réunissaient ceux qui avaient combattu avec lui. Bourras y vint plusieurs fois, et leurs entretiens d'alors complétèrent les menus détails de l'historique du corps franc des Vosges.

Il fut écrit avec des souvenirs encore tout frais sous l'inspiration du colonel Bourras et en prenant pour base les deux documents suivants dont les originaux se trouvent aux archives historiques du ministère de la guerre :

1° *Historique des opérations du corps franc des Vosges, depuis sa formation jusqu'au 24 novembre* 1870. Signé : BOURRAS, le 2 décembre 1870.

2° *Rapport du colonel Bourras :* Résumé des opérations militaires du corps franc des Vosges. Campagne 1870-71.

3° *Lettre d'envoi* de Lyon du 14 août 1871.

Lorsque plus tard la politique l'amena à la Chambre des députés, Marquiset eut une double clientèle, celle de ses concitoyens comtois et celle des francs-tireurs de tout le corps franc des Vosges qui connurent bien vite soit la maison de Fontaine, soit le n° 17 de la rue de Châteaubriand où aujourd'hui encore ils trouvent une maison amie. Il fut le bienfaiteur de tous ceux qui s'adressèrent à lui.

La guerre de 1870 est pleine de magnifiques exemples de patriotisme et de dévouement. Si les Français ont été impuissants à défendre la mère patrie contre l'envahisseur, quelques-uns du moins ont pu goûter cette consolation de l'avoir vengée. Gaston Marquiset était certes de ce nombre. Cette conscience du devoir accompli, la sérénité naturelle de son caractère, lui donnaient une belle confiance dans un avenir qu'il fut peut-être heureux de ne point connaître! Pendant les dix années de sa vie publique, il travailla avec acharnement au relèvement de nos forces nationales et la commission de l'armée lui dut maintes inspirations sages, pour la confection de nos principales lois militaires.

Une mort subite l'enleva trop tôt à ses amis, mais, si prématurée que fut la fin de cet homme de bien, de cet intègre citoyen, il avait déjà largement parcouru sa carrière.

———   ———

Un ancien ami de Gaston Marquiset et de sa famille, notre confrère Lorédan Larchey, a voulu lui aussi rappeler les titres de notre regretté camarade à l'hommage suprême que lui rendent ses concitoyens de Franche-Comté. Il a tenu à placer son étude à la suite de notre notice sur le colonel Bourras, dans cette seconde édition d'un petit livre qui a eu la bonne fortune de venger les corps francs des attaques que leur ont values les défaillances de quelques-uns :

Comme ceux du Gard, les patriotes de la Haute-Saône ont voulu rendre un dernier hommage aux volontaires de l'année terrible. Après la statue du colonel Bourras, le monument élevé à son lieutenant surgit comme l'expression de la même pensée, du même élan. Toutefois, la pierre et le bronze ne sauraient tout caractériser. C'est au livre qu'il appartient en dernier ressort de justifier leur glorieuse raison d'être. Ainsi ferons-nous ici en essayant de rappeler quel homme fut Gaston Marquiset.

Pour qu'un monument consacre aujourd'hui le souvenir de sa personnalité, il faut que la mémoire des hommes soit moins courte qu'on ne se plaît à le supposer, car nul n'essaya plus de se faire oublier que Marquiset ; nul ne se tint plus à l'écart

du courant glorificateur qui fait partout ériger des statues. Je
n'oublierai jamais son front pensif, son œil réfléchi, ni la nécessité pénible à laquelle il semblait obéir quand une contra-
diction le forçait à montrer la supériorité de son savoir ou de
son jugement. Jamais non plus on ne le vit faire montre de
ces opinions extrêmes qu'on affiche si volontiers pour arriver
plus vite. En l'envoyant siéger à la Chambre, le bon sens de
l'électeur franc-comtois ne s'y est pas trompé.

Quand leurs pères furent amis dès l'enfance[1], on peut dire
que l'amitié des enfants naît toute formée. Ainsi en était-il de
celle qui m'unissait à Gaston Marquiset. Je reviens en l'invo-
quant sur une vie dont les mérites ont été retracés par des bio-
graphes plus autorisés. Lorsque les derniers honneurs furent
rendus au député de la Haute-Saône, dans cet humble cimetière
de Fontaine, où la Chambre des députés et le Sénat se trouvaient
représentés comme la préfecture du département, il est à noter que les nombreux orateurs sont restés sans effort loin de la
banalité convenue. En les écoutant, on sentait combien l'élo-
quence est facile à qui doit parler du vrai mérite.

« Vous savez, disait le préfet Sée, que rendre service était
sa constante préoccupation. Il y mettait tant de délicatesse qu'il
paraissait être l'obligé de ceux qui avaient recours à lui. On
eût dit qu'avec cette fine et charmante bonhomie qui était la
marque de son esprit il voulait dégager à l'avance son obligé
du fardeau de la reconnaissance. »

Et M. Viette, qui fut deux fois ministre, qui l'est encore, le
constatait à son tour : « Marquiset fut l'homme de toutes les
probités, de toutes les délicatesses. Il poussait la générosité
jusqu'à l'abnégation de soi-même... On l'aimait pour son savoir
aimable, son exquise modestie, son inaltérable bonté, la dou-
ceur d'un caractère toujours égal... Jamais l'envie ne put s'élever à la hauteur de cette âme juste et sereine. »

Puis, faisant allusion à sa fin inattendue, il ajoutait :

« Membre du jury des Beaux-Arts à notre grande Exposition,

---

1. Armand Marquiset et le général de division d'artillerie Larchey
furent condisciples au lycée de Besançon, vers 1805.

il est tombé au champ d'honneur[1]. La mort fut douce à cet homme si bon ; elle lui épargna la souffrance. La muse lui fut fidèle et clémente, elle est venue planer sur ses derniers moments ; elle lui a fermé les yeux : les œuvres immortelles des maîtres ont éclairé d'une dernière lueur son regard mourant.

« Perte irréparable pour ses amis, pour ce pays où il semait le bien à pleines mains, secondé par sa sœur, femme digne de cet époux et de ce frère qu'elle a perdus et dont notre province est veuve à son tour[2]. »

Il serait incomplet, ce premier hommage, si on n'y joignait celui des vaillants qui avaient lutté avec Marquiset pour la patrie ; il n'en est point de plus éloquents, il n'en saurait être de plus sûrs, car ceux qui ont été au danger ont seuls aussi le privilège d'en parler comme il convient. On vient de le voir par la notice qui précède la nôtre ; elle dit tout et elle dit bien. C'est pourquoi je m'estime heureux d'y joindre les paroles prononcées au nom de la compagnie de la Haute-Saône par le chef qui avait eu l'honneur de la commander. Séparé politiquement de Gaston Marquiset, M. de Perpigna a su rappeler que le patriotisme a ce noble et grand privilège d'effacer toutes les différences d'opinion, et il disait de son premier lieutenant :

« Il a toujours été au milieu de nous pendant cette triste

---

1. C'est en effet sur un divan du salon carré du Palais du Champ de Mars que Gaston Marquiset était venu prendre un repos de quelques minutes. Le matin, il avait paru à l'Exposition avec M. Gigoux et plusieurs amis ; au départ il se plaignait d'un mal de gorge qui sembla bientôt disparaître, et chacun allant de son côté revoir certaines toiles, on convint de se retrouver au buffet du Palais. Marquiset manqua au rendez-vous ; on pensa qu'il avait été éloigné par une affaire imprévue, et M. Gigoux rentra avec M. Lapret à son hôtel de la rue Châteaubriand au moment où on apportait le cadavre de l'ami laissé plein de vie deux heures auparavant. Après avoir regardé l'œuvre d'un maître préféré, Marquiset s'était assis pensif, courbant la tête et par un geste qui lui était familier, se frappant doucement le front avec le pommeau de sa canne. Un gardien qui l'observait le vit tout à coup se renverser et se raidir du même coup...... Il était mort.

2. Mme Monnot-Arbilleur, née Armandine Marquiset, avait épousé en 1852, M. Alexis Monnot-Arbilleur, alors garde général des forêts, depuis député et sénateur du Doubs.

guerre ; sa gaieté inaltérable (elle semblait se réserver pour les jours où chacun la sent disparaître) encourageait et fortifiait ; dans les moments critiques, il aimait à prodiguer les saillies de son esprit si vif et si bienveillant ; il a partagé toutes nos épreuves, il a subi toutes nos misères, couru les mêmes dangers, entretenu les mêmes espérances... Pendant toute la durée de cette campagne douloureuse, jamais un dissentiment ne s'est élevé entre nous, car nous étions unis dans une même pensée : sauver la patrie. Sa conduite lui a valu la croix de la Légion d'honneur, distinction suprême quand elle est ainsi méritée. »

Et s'adressant aux compatriotes de tout rang et de toute opinion réunis autour de lui pour ce dernier hommage, M. de Perpigna disait de sa chère Franche-Comté :

« C'est un fier pays que celui où l'on apporte dans le culte des morts un si grand respect et une si grande poésie comme aux beaux jours de l'antiquité, en ces pays bénis où l'on savait honorer ceux qui s'en allaient en règle avec leur conscience, les dieux et la patrie. »

Par sa naissance comme par sa famille, de longtemps connue à Besançon, Marquiset était bien Franc-Comtois ; il naquit à Saint-Loup-sur-Semouse le 5 novembre 1826. Son père, Armand Marquiset, avait débuté dans l'administration sous les auspices du baron Destouches, préfet de Seine-et-Oise, dont il était le secrétaire particulier. Nommé, en 1820, secrétaire général de la Lozère, bientôt destitué pour ses opinions libérales, il revint à Besançon et son mariage avec Mᴵˡᵉ Adèle Demandre, fille d'un maître de forges de la Haute-Saône, le rattacha plus étroitement encore au pays natal.

Le Gouvernement de Juillet en fit un sous-préfet de Dôle, où il se maintint douze années (alors déjà, c'était beaucoup). On s'y souvient encore de son administration paternelle. Témoignant aux esprits d'élite de la région cette sympathie si propre à les attirer, sa grâce aimable avait su retenir autour de lui la meilleure société, sans distinction de parti, jusqu'au jour où sa nomination à un poste élevé du Ministère de l'intérieur lui permit d'attendre à Paris l'heure de la retraite.

Un tel milieu donna de bonne heure à Gaston l'habitude du

monde, le goût du bien et du beau. De solides études commencées au collège de Dôle, s'achevèrent à Paris au collège Bourbon; admissible à Saint-Cyr en 1845, il préféra cultiver plus librement le domaine de ses connaissances qui devinrent infiniment variées; il tenait à tout pénétrer et sa prodigieuse mémoire ne connaissait aucune lassitude. Quel que fut le sujet traité, il pouvait en parler comme s'il en avait fait une étude toute particulière. Souvent on l'interrogeait par curiosité, ou encore pour le mettre en défaut; la réponse ne se faisait jamais attendre, elle était parfois accompagnée d'une fine saillie, enveloppée avec soin, car il recherchait en tout une parfaite simplicité. Avec une intelligence si cultivée, son esprit original et primesautier, son amour profond des beautés de l'art lui rendaient précieux le séjour de Paris; il y faisait de fréquents voyages lorsque son père vint se retirer à Fontaine, dans cette jolie propriété qui devait lui appartenir plus tard. Bientôt son goût artistique devint dominant: admis à l'atelier de Jean Gigoux, une gloire de la Comté, il devint un de ses disciples les plus ardents et noua dès lors avec le maître une touchante amitié que la mort seule put délier.

Il prouvait à l'occasion que les envolées de l'art ne le rendaient point insensible aux misères de ce monde. Au cours d'une de ses stations à Fontaine, le choléra de 1854 éclata. Avec cet esprit de résolution opiniâtre et calme qui était dans son caractère, le voilà se consacrant nuit et jour aux cholériques, en secourant beaucoup, en sauvant quelques-uns [1] et rassurant tout le pays par une énergie que rien ne put troubler. Une médaille d'honneur lui fut décernée par le Gouvernement.

Échappé aux dangers de la contagion, il reprit avec la même sérénité ses pinceaux et ses livres. Lié avec les plus grands artistes de notre époque, il aimait à les recevoir à la campagne comme ils voulaient être reçus, attentif à leur procurer les distractions et la société qui leur plaisaient. Son hospitalité

---

1. Son habitude était d'ailleurs de visiter et de conseiller utilement les malades, car tous les médecins du pays étaient ses amis et leur expérience l'avait dressé pour ainsi dire à cette concurrence généreuse.

était appréciée et désirée ; les dames elles-mêmes acceptaient avec bonheur les invitations du célibataire, et tous ces hôtes d'un jour emportaient, comme les intimes, l'impression ineffaçable de leur séjour à Fontaine.

Les jouissances intellectuelles n'empêchaient point leur hôte de cultiver ses terres, d'y expérimenter les méthodes nouvelles avec les instruments perfectionnés [1], de présider des comices agricoles, d'inspecter les écoles, répandant partout sans bruit aucun la bienfaisante et séduisante action de son savoir en toutes choses.

Lorsque les premiers souffles de guerre vinrent flotter dans l'air des dernières années de l'Empire, on jugea bon d'encourager la formation de quelques compagnies de francs-tireurs. On les vit défiler pour la première fois en petit nombre aux fêtes de Nancy lors du voyage du souverain. Marquiset fut un des plus ardents promoteurs de ces associations dans lesquelles il voyait le premier germe d'une institution nécessaire à la France. Après la fatale déclaration de guerre, et bien qu'il eût passé la quarantaine, il s'enrôla des premiers et fut nommé lieutenant du bataillon des francs-tireurs de la Haute-Saône. Ce n'était point pour servir Napoléon III, car son cœur était resté fidèle aux convictions républicaines de sa jeunesse, mais la défense de son pays n'admettait point de restrictions politiques.

Quelque temps avant le désastre de Sedan, j'admirais dans un journal illustré un dessin représentant une colonne prussienne en péril dans un défilé des Vosges sous le feu plongeant des francs-tireurs embusqués sous les sapins des crêtes. J'aurais dû me défier cependant. A mon retour de Metz, j'avais trouvé déjà le chroniqueur Amédée Achard en flagrant délit d'invention à deux reprises : la première fois, dans le récit du prétendu suicide du général Douay ; la seconde, dans la relation d'un témoin caché sous les voûtes légendaires des carrières de Jaumont et voyant tomber, tête en bas dans le vide,

---

1. Le départ subit d'un fermier l'ayant mis dans l'embarras à l'heure du labour, on vit la besogne faite spontanément en un jour, par les cultivateurs réunis du voisinage. Une telle assistance en dit long sur la popularité qu'il avait conquise.

toutes les troupes d'un corps d'armée prussien : cavalerie, artillerie, infanterie. Comment n'aurait-on pas cru d'ailleurs à cet engloutissement quand un ministre, un maréchal de France, le proclamait à la tribune ? La crédulité grandit singulièrement dans les cas désespérés. On se raccroche à l'invraisemblable avec l'énergie qui fait saisir le plus frêle arbuste en plongeant dans l'abîme. Je ne fis qu'un saut chez le directeur du journal pour demander à gagner les Vosges et, le soir même, je prenais l'express de Bâle [1]. Le service des chemins de fer se ressentait alors des dures nécessités de la guerre. On était toujours sûr de monter dans le train, mais on ne savait au juste quand on descendrait.

La voie n'était point fermée comme celle de Nancy. Mon plan avait été facile à faire. En descendant à Port-d'Atelier et en passant à la station de Saint-Loup-lès-Luxeuil, je demandais au chef de gare où était postée la compagnie de Marquiset, mais je ne m'attendais guère à cette réponse.

— Nulle part, fit-il étonné.

— Et lui ?

— Mais il doit être à Fontaine.

— Vous êtes bien sûr ?

— On l'y a vu encore hier soir.

— Seul ?

— Seul.

— Et la compagnie ?

— Personne n'a bougé.

— Cependant, les Prussiens ne sont pas loin.

— On le dit.

---

1. Je détaille minutieusement cet épisode pour bien montrer ce qu'il fallut de persistance aux gens de cœur pour accomplir leur devoir et marcher au péril quand ceux qui s'y étaient soustraits n'avaient pour eux que moquerie. Le mépris vis-à-vis du combattant malheureux est si facile au coin du feu, on semble y chercher l'excuse de sa propre lâcheté. Mais celui qui raille les vaincus n'a jamais compris ce qu'il faut de courage pour se faire battre. On peut répéter alors de l'inexpérience militaire ce que Catherinot disait du travail : « Celui qui s'y livre commet cent fautes, celui qui ne fait rien n'en commet qu'une, — mais elle est la pire de toutes. »

Laissant le train continuer sa marche, je prends la route de Luxeuil, j'arrive à la grille de la demeure que je connaissais si bien, et je trouve le maître du logis se préparant au départ.

— Eh bien ? lui dis-je sans autre formalité.

— Eh bien ! répliqua-t-il sans étonnement de ma brusque apparition.

Il est des heures où l'on ne s'étonne de rien et la première poignée de main tient lieu de toute explication. On sent qu'il n'y a pas de minute à perdre. Je ne fis donc que demander :

— Puis-je partir avec vous ?

— Si vous voulez, je vais à Luxeuil. Nous causerons en route. En attendant, mettons les armes en lieu sûr. (Et comme je le regardais.) Oui, mes armes. Cela vous étonne, mais c'est comme cela. Ma compagnie qui a dix fois plus d'hommes que de fusils, ne peut entrer en campagne sans armement, sans équipement. Si on continue à refuser le nécessaire, ses officiers n'ont plus qu'à s'en aller, car les Prussiens arrivent et commenceront certainement par leur mettre la main au collet. Nos démarches à Besançon n'ont abouti à rien. On nous a traités presque en importuns sans s'inquiéter de cette situation fausse.

Une demi-heure après, nous prenions à Luxeuil M. de Perpigna, capitaine, et M. Thierry, qui était avec Marquiset, lieutenant de la compagnie ; puis nous roulions dans la direction de Lure pour tenter un dernier effort auprès du sous-préfet.

La petite ville semblait abandonnée. Sans avoir rencontré personne, nous frappons à la porte du cabinet du sous-préfet, jeune homme tout rond dans lequel je reconnus un ancien auditeur au Conseil d'État avec lequel j'avais fait le whist à Paris. Après avoir écouté poliment les doléances de mes compagnons, il se leva en plongeant délibérément les mains dans ses poches.

— Je comprends bien, mais je vous le demande, que voulez-vous que j'y fasse ? J'aurais ici vos chassepots, vos cartouches et le reste que je les donnerais sur-le-champ, et de bon cœur. Mais je n'ai rien. Moi aussi j'attends les Prussiens, car on me les annonce...

— Sans doute, Monsieur le Sous-Préfet, mais vous n'êtes pas franc-tireur.

— J'en conviens. Le meilleur parti pour vous serait de retourner à Besançon, d'insister énergiquement. Je vous donnerai une lettre, j'écrirai tout ce que vous voudrez.

— Alors, dis-je, ce que j'ai de mieux à faire est de reprendre le train de Paris.

— Je le crois. Vous aurez encore le temps de dîner avec moi, car le train-poste ne passera que dans deux heures, mais ce pourrait bien être le dernier.

Deux jours après, on affichait dans Paris le désastre de Sedan et je voyais défiler sur le boulevard un groupe précédé d'un tambour. C'était la Révolution qui passait pour aller à la Chambre. On sait ce qui s'ensuivit.

Un compagnon d'armes, plus autorisé que moi, a dit excellemment dans les pages précédentes quels furent les services militaires de Gaston Marquiset.

Que n'a-t-on pas dit depuis sur ces francs-tireurs si diversement jugés? Sans doute, on eut le droit d'en juger sévèrement un certain nombre, mais a-t-on reconnu le mérite des autres?

Il faut lire les documents ennemis pour reconnaître que leurs services furent en réalité beaucoup plus grands qu'on ne le croit. Frappés par des promenades incertaines, par des panaches ridicules, par des faits de maraude et d'indiscipline, nous avons trop facilement confondu toutes les compagnies dans une sorte de dédain immérité[1].

Ne faut-il pas leur tenir aussi grand compte des mauvais traitements et de la mort certaine, souvent horrible, qui les attendaient s'ils tombaient entre les mains de l'ennemi? Qui en douterait n'a qu'à parcourir le journal de Busch, le secrétaire de M. de Bismarck. On ne fusille et on ne met jamais assez à mort au gré du chancelier qui maudit les exceptions opposées sous prétexte « que c'est dans les usages de la guerre ».

---

1. Il est à noter que ce dédain était absolu de la part des jeunes qui s'étaient soustraits à l'obligation de porter les armes. Le nombre des réfractaires de la classe aisée fut plus grand à Paris qu'on ne l'imagine; ils furent impunis presque tous et n'eurent jamais assez de mépris pour le service militaire devant lequel ils avaient fui.

Faut-il répéter ce que tout le monde sait d'ailleurs, c'est que le corps franc des Vosges rendit les services d'une troupe réglée. Sa mobilité fatigua constamment des ennemis habitués à vaincre, et on en fut redevable au grand mérite de son chef.

Un jour, Marquiset dut se séparer des frères d'armes ; une angine dangereuse l'avait atteint ; vaincu par la maladie, il fut recueilli par une noble famille des environs de Nuits. On lui prodigua les soins les plus dévoués et lorsque la constitution du malade parut faire échec au mal, ses hôtes lui enlevèrent capote et couverture, redoutant de le voir courir trop tôt à son poste. Mais l'instinct du soldat parlait plus haut que la prudence. Profitant d'un instant où on l'avait laissé seul, notre lieutenant mit les vêtements de coutil roussâtre que les francs-tireurs portèrent pendant toute la campagne et s'évada sans capote. Par un froid de quinze degrés, il rejoignit son bataillon au commencement du combat de Nuits.

Sa conduite pendant cette guerre malheureuse l'avait signalé à tous ; on vit dès lors en lui l'homme apte à prendre en main les intérêts publics. La mairie de sa commune, puis le conseil général, puis la députation, lui créèrent bientôt de nouveaux devoirs ; il les accepta tous, avec le même dévouement, abandonnant les arts et la chasse, son délassement favori. Les affaires publiques devinrent siennes. Son incroyable activité suffisait à tout et si le temps lui manquait quelque fois, ses intérêts personnels en restaient sacrifiés.

Mais dans cette vie trop bien remplie, sa robuste santé s'altéra sans qu'il voulût y prendre garde. L'Exposition de 1889 approchait. Marquiset fut chargé de choisir dans différents musées de province les tableaux qui devaient former cet ensemble merveilleux qu'on ne reverra peut-être jamais ; il fit de nombreux voyages et fatigua beaucoup une santé déjà éprouvée par une chute de voiture où la tête avait dangereusement porté. Puis il prit très à cœur ses fonctions de membre du jury de sculpture. Dernière mission à peine remplie que ses amis atterrés apprenaient sa mort subite le 19 juillet.

Nous l'avons déjà dit et nous le redisons encore. Nul homme n'avait été meilleur aux malheureux, plus fidèle à ses amis, plus bienveillant à tous, nul ne fut plus regretté. Sa vive intel-

ligence s'était vouée au service des plus nobles causes ; son
cœur, d'une exquise sensibilité, avait donné et ressenti les joies
profondes de l'amitié et des affections de famille. Sa main s'ou-
vrait largement à toutes les misères, et, bonté plus rare peut-
être, il tenait à faire plaisir autant qu'à obliger ; il savait deviner
un désir aussi bien qu'un chagrin et s'empressait de consoler
l'un comme de satisfaire l'autre.

Quelques jours après sa mort, son collègue Noirot, l'ancien
sous-secrétaire d'État, disait encore au conseil général de la
Haute-Saône : « Partout où il a vécu, on l'aimait. Jamais humeur
plus égale, nature plus charmante, mandataire plus dévoué, camarade plus tendre et plus fidèle. Il avait résolu ce problème
de rester pendant quinze ans au premier rang des luttes politiques
sans se faire un seul ennemi, tant l'élévation des sentiments et
l'esprit de tolérance excluaient chez lui la raideur de l'homme
de parti. »

Aussi aura-t-il beau changer de maître, il vivra toujours par
le souvenir de son hospitalité, ce vieux prieuré de Fontaine,
demeure familiale si bien consacrée par lui au culte du beau et
à la large pratique de cette courtoisie franc-comtoise, qui demeure la plus cordiale de France. Tous les artistes l'ont bien
connue[1], et aussi les poètes. J'en atteste ces strophes recon-
naissantes de Grandmougin ; elles sont d'une vérité qui charme
sans lasser une seconde lecture :

> Dans votre manoir gris, quand s'approche l'hiver,
> Il est doux de s'asseoir près de la cheminée,
> Et d'y passer un livre à la main la journée
>   Au pétillement d'un feu clair !
>
> Parfois quand je suis las, par les vitres bien closes
> Je tourne vers le vieux jardin des yeux pensifs,
> Et mon regard s'attache aux rouilles des massifs
>   Comme au dernier éclat des roses.
>
> . . . .

---

1. A leur tête on voyait surtout le maître Jean Gigoux, Mouilleron et
le comte André Mniszech, un maître volontairement inconnu, qui n'a
point dédaigné de peindre tous les orphéonistes de Fontaine.

Mais rien de douloureux à l'esprit ne s'impose
Malgré les mornes cieux de l'arrière-saison,
Et les nuages noirs fuyant à l'horizon
    Ont perdu leur aspect morose.

Au petit piano droit, aux livres anciens,
Aux portraits dont l'œil fixe et grave me regarde
Je demeure attaché, sans que j'y prenne garde,
    Par de vivants et forts liens.

Votre unique exigence est que chacun soit libre
Et même en restant seul on n'est pas oublié.
La fière indépendance et la bonne amitié
    Se font doucement équilibre.

. . . .

Et tout là-bas, les bois, la source, la prairie,
Frais paysage où rien ne peut blesser les yeux,
Cadrent toujours avec votre accueil gracieux
    Et votre camaraderie.

Tout cela est vrai et bien dit, comme aussi l'hommage rendu par M. Viette à la sœur du châtelain, à la veuve du regretté sénateur du Doubs, Monnot-Arbilleur (encore un de ces hommes loyaux et bons, trop tôt enlevés à l'estime de tous les partis) :

« Et vous, Madame, qui pleurez ce frère enveloppé par vous d'une si tendre sollicitude, cherchez une consolation dans le sentiment du devoir accompli. Vous avez entouré notre ami de ces soins maternels que seule la sœur sait imaginer dans son ingénieuse affection... Les respectueuses sympathies et le dévouement des amis de votre frère vous sont, Madame, acquis à jamais. »

Et l'auteur n'exagérait point. Nul attachement n'était plus profond en sa réciprocité que celui du frère et de la sœur[1]. La preuve m'en fut donnée en l'une de ces occasions qui permettent de connaître le cœur humain.

Il s'agissait du partage des biens paternels. Aucun des deux héritiers ne voulait composer son lot dans la crainte de contrarier une préférence inavouée ; de leurs bouches, sortait toujours cette même prière : — *Non ! choisis toi-même !!*

---

1. Un mal soudain vient de l'enlever aussi, hélas ! à l'heure où s'imprimait le dernier hommage.

Et comme ni l'un ni l'autre ne voulaient céder dans cette lutte généreuse, je dus intervenir pour faire la part de chacun. De tels souvenirs sont inoubliables en ce bas monde.

Après l'automne et la chasse au sanglier qui le comptait parmi les plus intrépides comme parmi les plus adroits tireurs, il fallait bien revenir à Paris où l'hospitalière tradition de Fontaine revivait sous le toit de Gigoux, son maître respecté, son plus grand ami. Y était-on reçu par M. Gigoux ou par Marquiset? C'était difficile à dire, tellement tous deux s'entendaient à vous faire fête. Il vivra toujours aussi, le souvenir du petit hôtel de la rue de Châteaubriand, véritable musée que les toiles de maître tapissent depuis la première marche de l'escalier jusqu'à la dernière pièce du dernier étage. Et devant cette tenture comme les rois n'en ont pas, si harmonieusement, si lumineusement composée pour la fête des yeux, on venait successivement, deviser à la même table, chaque dimanche, à onze heures sonnant. C'était de ces francs repas comme la province les savait seule préparer, avec des préparations simples et savoureuses arrosées d'un généreux Corton qui depuis cinquante ans n'avait jamais failli de venir s'encaver chez le maître. Après le café commençait le tournoi favori du domino à quatre où Bonnat, Henner et Ordinaire, le député du Doubs, tenaient le plus souvent tête à Marquiset. Dans la galerie, j'ai vu Jules Breton, Jules Lefebvre, Dalou, Chapu, Guillaume, Mercié, Français, Hanoteau, Barrias, Bartholdi, Alexandre Dumas, About, Theuriet, Charles Bigot, Burty, Vallery-Radot. Que d'étoiles, dont trop ont disparu déjà dans cette pléiade où la science et l'épée comptaient aussi Pasteur, les généraux Lamy, Perrier, Wolff, les colonels Vaucheret et Pistor, comme les deux Chambres étaient représentées par Jules Ferry, Challemel-Lacour, Méline, Viette, Waldeck-Rousseau et Noirot, que je citais tout à l'heure.

Mais ce qui survivra toujours, c'est le souvenir des hommes qui ont servi loyalement et purement la patrie. *Honneur fleurit sur la fosse*, dit un ancien proverbe qui ne se flétrira jamais non plus, car il est fait pour eux.

Nancy, impr. Berger-Levrault et Cie.

235

www.ingramcontent.com/pod-product-compliance
Lightning Source LLC
Chambersburg PA
CBHW071525200326
41519CB00019B/6066